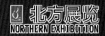
北方展览
NORTHERN EXHIBITION

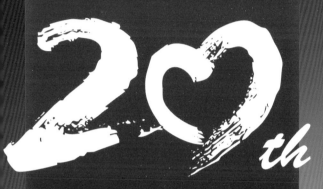

Brilliant twenty years
To create a new milestone

辉煌二十载
開創新里程

20th

东北口腔展
China Northeast

2018年是东北口腔展正式踏入第二十届的大日子,大会将借此进一步强化展会的专业化、国际化形象,同时寓意展会不断成长、壮大,跨越二十届后将迈向下一个更新、更广的里程。

2018 is the Northeast Dental Exhibition officially entered the twentieth of the big day, the General Assembly will take this to further strengthen the exhibition of professional, international image, while the exhibition grows, Update, a wider range of mileage.

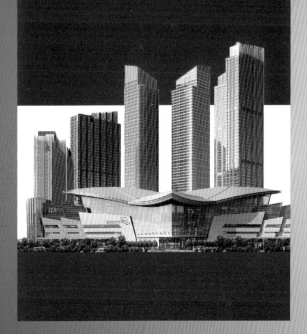

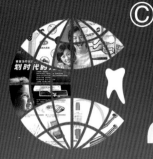

CNDE **2018**

第二十届中国东北
国际口腔器材展览会
暨学术交流会

The 20th China Northeast
International Dental Equipment&Affiliated Facilities
Exhibition Symposium On Oral Health

第十届口腔保健护理用品展览会
The 10th Northeast International Symposium On Oral Health

第八届义齿加工厂产品展览会
The 8th Dental Lab Outsourcing Exbition

时间:2018年3月16-19日
地点:沈阳新世界博览馆

主办单位:北方工商业展览有限公司
协办单位:辽宁省口腔医学会
　　　　　中国医科大学口腔医学院
特别媒支持单位:世界牙科论坛

扫一扫　　网上登记 礼品相送　www.bfexpo.com.cn

1.扫二维码关注东北国际口腔展微信平台,提交牙医信息获得展会终身入场券。
2.转发平台内任意带展会名称时间地点的信息或现场拍有展会名称时间的任意照片至朋友圈可领取展会大礼包(限1000份先到先得)。

联系方式
Contact information
北方工商业展览有限公司
(辽宁省展览馆行业副理事长单位 沈阳展览业协会常务理事单位)
地址:沈阳市三好街93号金源大厦5F　邮编:110004
电话:024-23920245 23975766　传真:024-23922432
联系人:纪晓帆 田莉莉 张娜 郭娜
邮箱:bfexpo@126.com 官方微博:北方展览

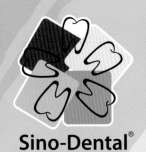

Sino-Dental® 2018

第23届中国国际口腔设备材料展览会
暨技术交流会

亚太地区最具影响力的口腔专业盛会

国家卫生计生委唯一支持口腔展会，商务部唯一重点引导推荐口腔展会

北京·国家会议中心
2018.6.9~12

近800参展商，汇聚国内外知名牙科企业

90+国家和地区，100,000+人次的国际经销商和专业人士

国内外**创新**技术与**适宜**产品集中展示

100+场、300专题的学术、技术交流活动

主办单位

国家卫生计生委国际交流与合作中心
中华口腔医学会

支持单位

国家卫生和计划生育委员会
北京大学口腔医学院

组委会联系人：康乐　张海霞　张素冉　信心小雨
电话：010-8839 3917/3929/3912/3883
Email:info@sinodent.com.cn
客服QQ：3246432411

www.sinodent.com.cn

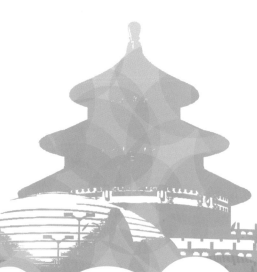

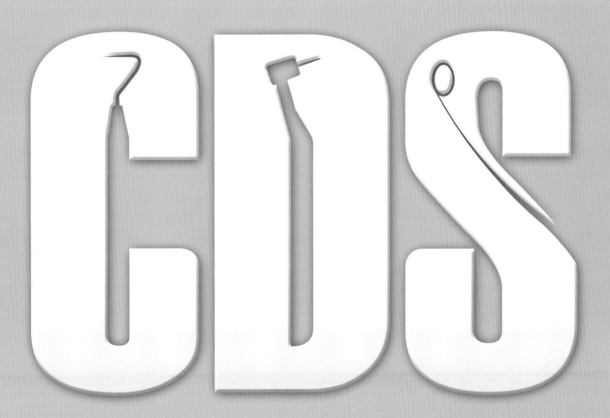

中华口腔医学会
第19次全国口腔医学学术会议(2017年会)
2017中国国际口腔设备器材博览会(CDS)
The 19th CSA Annual Meeting &
2017 China Dental Show

2017年9月21-24日
国家会展中心（上海）

21-24 September
National Exhibition and Convention Center(Shanghai)

www.ChinaDentalShow.com

CDS 官方二维码

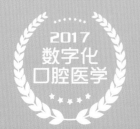

2017
数字化
口腔医学

主办单位/承办单位/支持单位
Organizer/Co-organizer/Supported by

中华口腔医学会
Chinese Stomatological Association

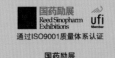

国药励展
Reed Sinopharm
Exhibitions
ufi Member
通过ISO9001质量体系认证

国药励展

上海市口腔医学会

北方联合出版传媒（集团）股份有限公司

辽宁科学技术出版社
LIAONING SCIENCE AND TECHNOLOGY PUBLISHING HOUSE

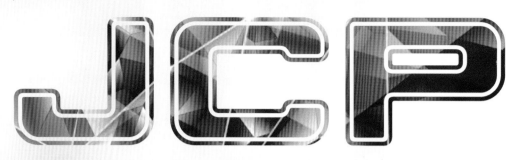

JCP
JOURNAL OF CLINICAL PERIODONTOLOGY

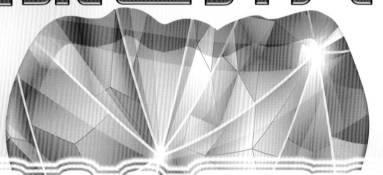
汇聚世界共识

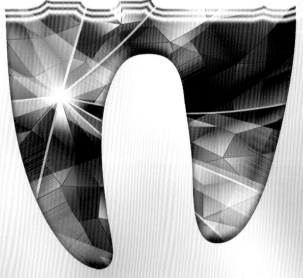
传播中国声音

WILEY

EFP
EUROPEAN
FEDERATION OF
PERIODONTOLOGY

《临床牙周病学》（JCP）杂志是欧洲牙周病学联合会（EFP）的官方出版物
JCP由英国、荷兰、法国、德国、斯堪的纳维亚和瑞士牙周病学学会共同创办

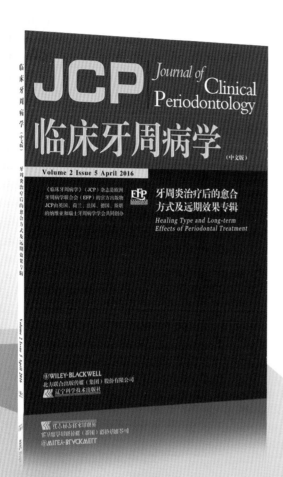
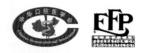

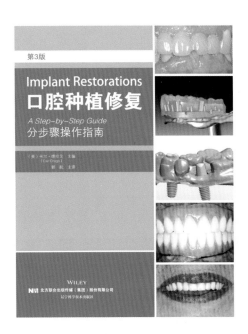

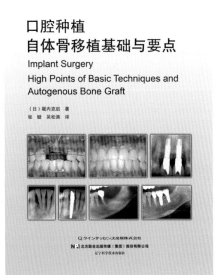

口腔种植修复：分步骤操作指南（第3版）

Implant Restorations A Step-by-Step Guide

Author: Carl Drago

主译：郭航

口腔种植自体骨移植基础与要点

Implant Surgery: High Points of Basic Techniques and Autogenous Bone Graft

Author: 堀内克启

译者：张健 吴松涛

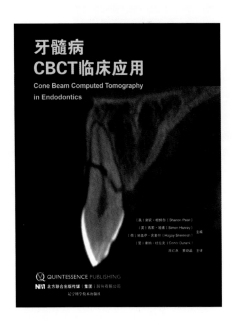

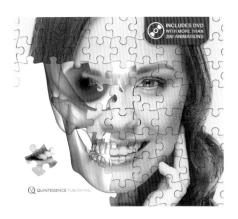

牙髓病CBCT临床应用

Cone Beam Computed Tomography in Endodontics

Authors: Shanon Patel, Simon Harvey, Hagay Shemesh, Conor Durack

主译：吕红兵 黄晓晶

种植体和天然牙列的调拾：三维咬合

Occlusal adjustments in implants and natural

Author: Vicente Jiménez-López

主译：权花淑

UELI GRUNDER

IMPLANTS
IN THE
ESTHETIC
ZONE

A Step by Step
Treatment Strategy

Q QUINTESSENCE

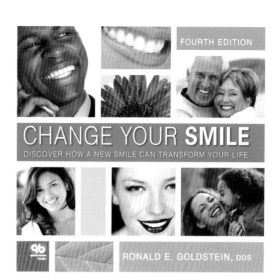

FOURTH EDITION

CHANGE YOUR SMILE
DISCOVER HOW A NEW SMILE CAN TRANSFORM YOUR LIFE

RONALD E. GOLDSTEIN, DDS

美学区域的种植修复

Implants in the esthetic zone

Author: Ueli Grunder

主译：周锐　周国辉　周家仁

改变你的微笑

Change Your Smile

Discover how a new smile can transform your life

Author: Ronald E. goldstein

主译：贺周

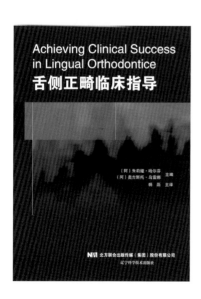

Achieving Clinical Success
in Lingual Orthodontice
舌侧正畸临床指导

（阿）朱莉娅·哈尔芬
（阿）奥古斯托·乌雷娜　主编
杨　磊　主译

NM 北方联合出版传媒（集团）股份有限公司
辽宁科学技术出版社

（第2版）
Dental Implant Complications
口腔种植并发症
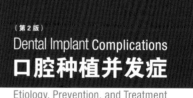
Etiology, Prevention, and Treatment
病因、预防和治疗
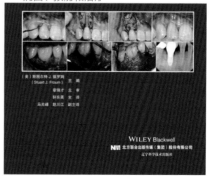
（美）斯图尔特 J. 福罗姆
（Stuart J. Froum）　主编
章锦才　主审
轩东英　主译
马壳峰　赵川江　副主译

WILEY Blackwell
NM 北方联合出版传媒（集团）股份有限公司
辽宁科学技术出版社

舌侧正畸临床指导

Achieving Clinical Success in Lingual Orthodontics

Authors: Julia Harfin, Augusto Ureña

主译：杨磊

口腔种植并发症（第2版）

Second Edition Dental Implant Complications

Etiology, Prevention, and Treatment

Author: Stuart J. Froum

主译：轩东英

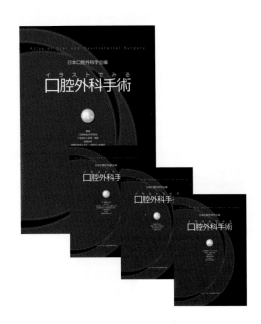

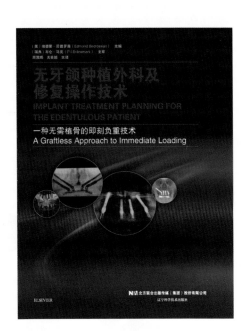

口腔外科手术　第1~4卷

Atlas of Oral and Maxillofacial Surgery

丛书主译：卢利

无牙颌种植外科及修复操作技术

Implant Treatment Planning For The Edentulous Patient A

Graftless Approach to Immediate Loading

Author: P-I Bränemark

主译：周国辉　关呈超

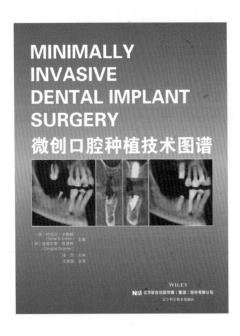

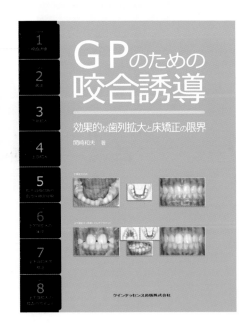

微创口腔种植技术图谱

Minimally Invasive Dental Implant Surgery

Authors: Daniel R. Cullum, Douglas Deporter

主译：王明国

咬合诱导

Denture Guidance

Author: 关崎和夫

主译：姜威

Journal of Clinical Periodontology

《临床牙周病学杂志》（JCP）是欧洲牙周病学联合会（EFP）的官方出版物 JCP由英国、荷兰、法国、德国、斯堪的纳维亚和瑞士牙周病学学会共同创办

EFP

社　　长：宋纯智
总　编　辑：倪晨涵
编辑部主任：陈　刚

沈阳编辑部
联 系 人：苏　阳
地　　址：沈阳市和平区十一纬路25号
电　　话：024-23280336
电子邮箱：jcpchina@126.com

北京编辑部
联 系 人：殷　欣
地　　址：北京市朝阳区北四环108号
电子邮箱：jcpchina@hotmail.com

发行单位
国内：辽宁省报刊发行局
110013，沈阳市沈河区北站路111号
邮发代号：8-195

订购
全国各地邮局
定价：全年200.00元（每年4期）
发行范围：公开发行

主管单位：
北方联合出版传媒（集团）股份有限公司

主办单位：
辽宁科学技术出版社有限责任公司

支持单位：
中华口腔医学会

编委会
英文版主编：马里奇奥·托尼提（Maurizio Tonetti）
中文版名誉主编：王　兴
中文版主编：章锦才　束　蓉
中文版副主编（按姓名首字笔画为序）：
　　　万　鹏　栾庆先　董潇潇
中文版编委（按姓名首字笔画为序）：
　　　王勤涛　闫福华　杨丕山　李成章
　　　吴亚菲　欧阳翔英　林保莹
　　　林敏魁　骆　凯　潘亚萍

理 事 会
理 事 长　陈　刚
副理事长　刘　博
理　　事（按姓名首字笔画为序）：
　　　王方福　王　琪　车永庆　刘　耿
　　　刘　菲　完　正　李　森　黄良军
　　　程　峥　滕　洋

图书在版编目（CIP）数据

临床牙周病学：药物性牙龈增生的治疗专辑 /
（意）马里奇奥·托尼提（Maurizio Tonetti）主编；章锦才译.—沈阳：辽宁科学技术出版社，2017.10
ISBN 978-7-5591-0427-4

Ⅰ.①临…　Ⅱ.①马…　②章…　Ⅲ.①牙周病—治疗　Ⅳ.①R781.405

中国版本图书馆CIP数据核字（2017）第225942号

沈阳市精华印刷有限公司印刷
开本：889mm×1194mm 1/16　印张：3.5　字数：100千字
2017年10月第1版　2017年10月第1次印刷
定价：50.00元

新浪微博：@临床牙周病学杂志–JCP
微信公众平台：jcpchina

媒体支持

中华口腔医学网　　丁香园　　世界牙科论坛　　口腔医学网　　牙科展望　　时尚牙医

名誉主编单位

 中华口腔医学会
地址：北京市中关村南大街18号
电话：010-6211 6665

主编单位

 上海交通大学医学院附属第九人民医院
地址：上海市制造局路639号
电话：021-2327 1241

副主编单位

 北京大学口腔医学院
地址：北京市中关村南大街22号
电话：010-6217 9977

北京和睦家医院牙科
地址：北京市朝阳区将台路2号
电话：010-5927 7058

编委单位

 中国人民解放军第四军医大学口腔医学院
地址：西安市长乐西路145号
电话：029-8477 6096

 南京大学口腔医学院.南京市口腔医院
地址：南京市中央路30号
电话：025-5288 9999

 山东大学口腔医院
地址：济南市文化西路44-1号
电话：0531-8838 2939

 武汉大学口腔医院
地址：武汉市洪山区珞喻路237号
电话：027-8787 7870

 四川大学华西口腔医院
地址：成都市人民南路三段14号
电话：028-8550 3483

 台湾牙周病医学会
地址：台北市兴隆路一段143号2楼
电话：00886-2-8935 2721

 福建医科大学附属口腔医院
地址：中国福建省福州市鼓楼区杨桥中路246号
电话：0591-8370 0838

 中国医科大学附属口腔医院
地址：沈阳市和平区南京北街117号
电话：024-2289 2645

GBT 以菌斑控制为导向的牙周治疗方案：口腔洁治效率 vs 舒适度的黄金平衡点

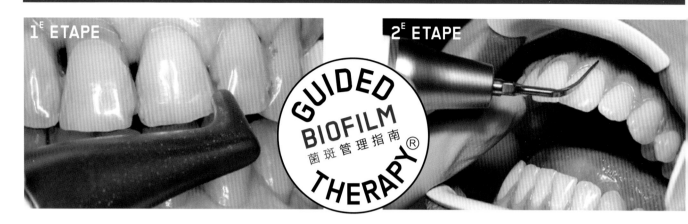

一直以来，"先超声，后抛光（喷砂或橡皮杯）"成为临床洁牙的标准流程，在全球牙医中广泛沿用。近年来，随着现代牙周治疗理念不断发展，牙医及洁牙师们对治疗效率及舒适度提出了更高要求，吸引了学术界广泛关注。2015年最新发表于《Internatinal Journal of Dental Hygiene》杂志的"Efficiency of professional tooth brushing before ultrasonic scaling（超声洁治前专业牙齿清洁的作用研究）"，对传统洁治方式提出新的研究方向。研究旨在观察超声洁治前进行口腔清洁对于治疗时间和患者满意度的影响。

结论如下：

在超声洁治前进行口腔清洁去除菌斑，可增加患者治疗的舒适度；治疗时间缩短，患者依从性有所提高，而依从性高低恰是患者能否及时复诊的关键，该治疗方案减少了超声洁治时间，减少临床医师的工作量和疲劳感，使患者接受度提高。

该实验结果印证了高效牙周治疗的核心理念：

> 治疗前用菌斑染色剂暴露菌斑位置，可有效清除菌斑

> 在超声洁治前使用龈上及龈下喷砂去除菌斑有利于缩短治疗时间

> 缩短超声洁治时间有利于保护牙面及牙根，避免过度刮治，提高患者舒适度

> 缩短临床医师椅旁工作量，开展更多医患沟通

> 卓越疗效保证是患者信任和复诊率的保障

什么是 GBT

GBT 是 Guided Biofilm Therapy 的首字母缩写，代表以菌斑为导向的牙周治疗方案。GBT 方案强调牙周治疗应以控制口腔菌斑为核心，优先使用喷砂技术，实现微创而全面去除牙菌斑，并配合超声器械进一步优化口腔环境。

瑞士 EMS 公司，作为全球口腔洁治技术先锋，联合全球顶尖牙周专家进行研究和讨论并提出了全新口腔洁治理念——Guided Biofilm Therapy 以菌斑为导向的牙周治疗方案。其核心理念是所有治疗均应该以控制菌斑为目的，菌斑是牙周病的始动因素，对菌斑进行有效治疗及管控，是保持口腔长期健康的关键所在。瑞士EMS公司的两大核心技术，Air Flow® 喷砂和 No Pain Piezon® 无痛超声，很好地将这一治疗理念进行了完美结合，找到治疗效率和舒适度的完美平衡点。

GBT以菌斑为导向的牙周治疗方案已在全球多个国家推广并得到牙医广泛认同，登陆中国以来也受到来自各大院校、专业口腔医院诊所的牙周专家的选择与信赖，被广泛运用到牙周病的非手术治疗中，取得显著效果。使用瑞士 EMS Air-Flow® 龈上及龈下喷砂以及 No Pain Piezon® 无痛超声结合 PS 工作尖，是取得非凡洁治效果的关键。

GBT 标准治疗步骤

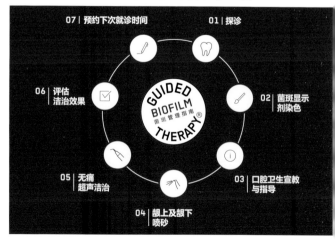

《临床牙周病学杂志》（JCP）是欧洲牙周病学联合会（EFP）的官方出版物 JCP由英国、荷兰、法国、德国、斯堪的纳维亚和瑞士牙周病学学会共同创办

目录 Contents

Journal of Clinical Periodontology

《临床牙周病学杂志》（JCP）是欧洲
牙周病学联合会（EFP）的官方出版物
JCP由英国、荷兰、法国、德国、斯堪
的纳维亚和瑞士牙周病学学会共同创办

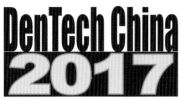

www.dentech.com.cn

第二十一届
中国国际口腔器材展览会
暨学术研讨会

The 21st
China International Exhibition & Symposium
on Dental Equipment, Technology & Products

批　准　单　位：中华人民共和国商务部
主　办　单　位：中国国际科技会议中心
承　办　单　位：上海交通大学医学院附属第九人民医院 / 上海博星展览有限公司
协　办　单　位：上海市口腔医学会 / 上海交通大学口腔医学院 / 上海市口腔医学研究所 /
　　　　　　　　同济大学口腔医学院 / 复旦大学附属口腔医院

Approved by: Ministry of Commerce of the People's Republic of China
Sponsored by: China International Conference Center for Science & Technology
Organized by: Ninth People's Hospital, School of Medicine, Shanghai Jiao Tong University / Shanghai UBM ShowStar Exhibition Co., Ltd.
Co-organized by: Shanghai Stomatological Association / College of Stomatology, Shanghai Jiao Tong University /
Shanghai Research Institute of Stomatology / School of Stomatology, Tong Ji University /
Shanghai Stomatological Hospital, Fudan Unversity

添加官方微信
OFFICIAL WECHAT

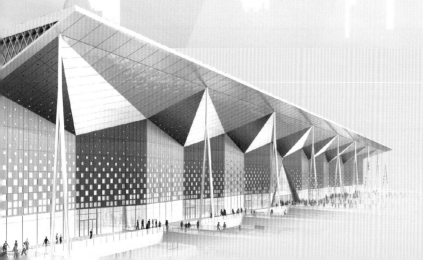

上海世博展览馆
Shanghai World Expo Exhibition and
Convention Center, Shanghai, China
2017年10月25~28日
October 25~28, 2017

23rd Dental South China

International Expo 华南国际口腔展

Dental South China Guangzhou

Top Dental Show in China | 行业盛事博览牙科

2018年4月4-7日

扫一扫，加关注
展会资讯尽掌握

www.dentalsouthchina.com

广州·中国进出口商品交易会展馆C区
主办方：广东国际科技贸易展览公司   传真：0086-20-83549078
参展联系：0086-20-83549150   Email: dental@ste.cn
参观联系：0086-20-83561589   Email: dentalvisit@ste.cn

 ufi Approved Event

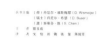

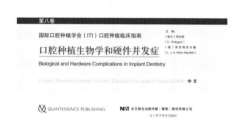

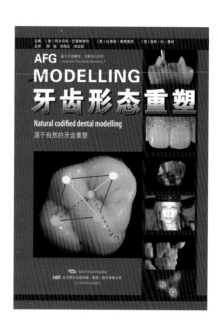

ITI第8卷：口腔种植生物学和硬件并发症

ITI Treatment Guide (Volume 8): Biological and Hardware
Complications in Implant Dentistry

Authors: U. Brägger, L. J. A. Heitz-Mayfield

主译：宿玉成

牙齿形态重塑

MODELLING

Authors: Alberto Battistelli, Dario Severino, Oto La Manna

主译：周锐　郑艳红　郑文钦

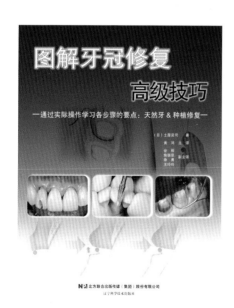

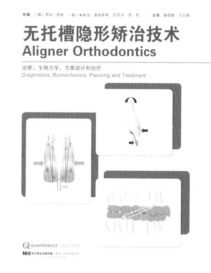

无托槽隐形矫治技术

Aligner Orthodontics: Diagnostics, Biomechanics Planning
and Treatment

主编：Werner Schupp, Julia Haubrich, 白玉兴　厉松

图解牙冠修复高级技巧

Author: 土屋贤司

主译：黄河

2005; 32: 1069–1075

Journal of Clinical
Periodontology

从药物性牙龈增生患者三维坐标数据分析牙龈形态的改变

Analysis of changes in gingival contour from three-dimensional co-ordinate data in subjects with drug-induced gingival overgrowth

Thomason JM, Ellis JS, Jovanovski V, Corson M, Lynch E, Seymour RA

栾庆先 审　张井然 译

摘要

目的：本研究的目的是通过分析整个牙龈表面的三维影像数据，建立一种准确评估药物性牙龈增生患者牙龈体积变化的方法，并对其进行评价。

材料与方法：取经牙龈切除术治疗的患者术前术后的石膏模型，通过激光扫描仪扫描，利用获得的三维坐标数据重建为计算机模型，叠加"术前"和"术后"模型表面形态以分析和量化牙龈形态的变化。

结果：4位受试者术前术后组织垂直向变化为1.58～2.56mm，显示个体差异。颊侧增生的牙龈切除掉的最大厚度为1.20～3.40mm，从牙间龈乳头去除组织的体积为4.2～46.1mm^3，从每位受试者去除的龈乳头均数±标准差为（24.8±13.1）mm^3。

结论：此方法可以测量一个平面内60μm以内的牙龈组织的变化，对于评估牙龈增生的垂直向形态变化、术后的复发以及手术带来的体积变化来说，是一个理想的方法。

关键词：测量评估；环孢素；药物诱导；牙龈增生；激光；扫描

苯妥英、环孢素及钙离子通道拮抗剂可导致牙龈增生，通常在服药后3个月内即可发生，最初表现为龈乳头增生。随着增生的进展，牙龈形态遭到破坏，甚至影响美观，而这通常是患者寻求治疗的原因。并且舌侧及腭侧增生的牙龈可导致发音困难，影响讲话的清晰度。另外，牙龈增生可影响日常口腔卫生的维护，当增生波及牙齿的𬌗面还会干扰咀嚼功能，引起疼痛。大约50%服用苯妥英的患者（Angelopoulos 1975），6%服用钙离子通道拮抗剂的患者（Ellis et al. 2001）以及25%服用环孢素的患者（Thomason et al. 1996）可见其牙龈变化。但如果同时服用环孢素和钙离子通道拮抗剂，则有超过60%的患者发生牙龈改变（Thomason et al. 1995）。

牙龈增生的评估

有一系列的方法来对牙龈增生患者的牙龈形态改变进行分类。最简单的分类方法依据增生严重程度分为轻度、中度和重度，但是并没有类别之间明确的界限（Frankel 1940；Harris & Ewal 1942；Spira 1955；Klar 1973）。另一种分级分类方法以增生的牙龈覆盖牙面的程度来判断其严重程度。尽管确切的分类标准在不同的文章中有所差别，这些分类方法十分相似（Gardner et al. 1962；Aas 1963；Angelopoulous & Goaz 1972；McGaw et al. 1987；Bäckman et al. 1989；Pan et al. 1992；Pernu et al. 1992；1993a，b）。

许多学者利用探诊深度作为评估牙龈增生的方法，但这种方法仅能评估垂直方向的增生（Lundstrom et al. 1982；Dahllof & Modéer 1986；Modeer et al. 1986；Modéer & Dahllöf 1987；Wondimu et al. 1993；Somacarrera et al. 1994）。为克服这一局限，一些学者将对牙龈增生的宽度测量纳入了对苯妥英诱导的牙龈增生的评估中（Dahllof & Modéer 1986；Modeer et al. 1986；Modéer & Dahllöf 1987）。

客观评价

除了明确指出记录了探诊深度和牙龈宽度（Dahllof & Modéer 1986；Modeer et al. 1986；Modéer & Dahllöf 1987），许多评价牙龈增生的分类仅基于牙龈形态的垂直向变化。为了克服这一局限，Hassell等（1984）提出一种更加客观的方法评估牙龈增生的三维变化。用模锯在牙列模型邻面区域分割，在石膏模型断面刻录牙长轴和龈沟深度，然后拍摄断面的照片。以设定好的距离将得到的35mm高的断片和比例网格图片投射到屏幕上，计算断面内完整网格的数目，用其除以牙面数以获得患者总体评分。

随后有不同的课题组讨论如何评估牙龈增生的体积而非仅评估牙龈尺寸的线性增加这一难题（Seymour

et al. 1985）。对藻酸盐印模灌注得到的石膏研究模型评分。基于单个牙间乳头定义牙龈单位，评估牙龈水平及垂直方向的增生，将两个评分叠加，得到每个牙龈单位的增生评分。共定义20个牙龈单位，每个牙龈单位最高评分为5，故最高评分为100，以便于用百分比表达（Seymour et al. 1985）。同Hessell提出的系统一样，这个牙龈增生评分系统可以评估牙龈水平和垂直方向的增生。最终，此评分可能会更多地依靠相对于假定的正常值的变化，而非绝对值的变化而受到质疑。

本探索性研究的目的是通过三维图像获得整个牙龈表面的数据，对牙龈增生的体积变化及其程度与分布提供更客观准确的评估。由于其广泛适用于形态学分析的许多方面，且其可利用不同的数据采集系统，此项技术已常被用于多项口腔研究（Lambrechts et al. 1984；DeLong et al. 1985；Roulet 1987；McDowell et al. 1988；Jovanovski et al. 1996；Chadwick et al. 1997；Mehl et al. 1997；Jovanovski & Lynch 2000）。通常，通过触觉或光学方法获得整个研究模型表面的三维坐标（x，y，z）信息，以将其数字化，利用这些数据信息，可建立每个研究模型表面的计算机模型，并通过合适的软件进行测量，另外，可以叠加同一口腔结构的一系列计算机模型（带入通过参考系），从而可以检测及测量体积的变化，如术后一段时间内的复发情况。通过这种方法，在两个不同的时间点采集三维图像可以准确而且客观地评估特定时期内的牙龈形态的变化。

材料与方法

如上文所概括，通过取研究表面的模型，重建为计算机模型，在其上测量牙龈形态的变化。这一过程包括：

（1）制作一定周期变化的模型
（2）数据采集
（3）建立复制表面的数学模型和计算机模型
（4）系列模型表面的叠加以获得通用参考系

此处介绍了这一方法的概述，基本原理细节可参考Taylor等（1993）和Jovanovski及Lynch（2000）的原文。

本研究采用的临床步骤和复制方法

在患有药物性牙龈增生的患者，进行牙龈成形手术经常是必需的，以有利于口腔卫生的维护，克服美观、发音及咀嚼问题。首选术式为牙龈切除术，这一术式在1941年第一次用于药物性牙龈增生（Thompson & Gillespie 1941）。通常通过长的外斜切口来切除过多的牙龈组织，这个外斜切口应该保证完全切除牙周袋组织，尤其是在龈乳头区域。4位受试者接受这一牙龈手术以减轻牙龈增生的严重程度，在手术即刻及1周后制取藻酸盐印模（Kromopan BDS-Interna- tional，Barnsley，UK）记录牙龈外形，再灌注石膏模型。

数据采集

使用贝尔法斯特女王大学牙科学院的Laserscan 3D Pro系统（Willytec GmbH，Gräfelfing，Germany）扫描研究模型（图1）。扫描仪采用光学三角测量原理，可专门用于口腔领域。该模型用半导体激光器的光条照射，产生由电荷耦合器件（CCD）摄像机成像的平面曲线。这是一种常用于摄像机的半导体图像传感装置，它由微观、独立的传感矩形矩阵构成，每个矩阵对应于一个图像像素。已知激光源和相机光学器件的相对位置允许计算曲线上点的空间坐标。一系列连续的平面数据集是通过安装有模型的平移台逐步移动得到的。得到的采集速度是8000～14 000点/秒。系统说明书给出此系统的精确度优于8μm，重复性为2μm。这些结果与Mehl等（1997）做出的结果相一致。

在x-y平面上本研究的数据点间距选择为100μm。每个数据集平均包括100000个数据点。图2显示了一对术前术后图像采集区域的相应数据点。

表面重建

获取的每个数据集由离散（x，y，z）数据点组成。数据采集过程的性质使得在术前模型上一个特定的位置（x_0，y_0）获得的特定数据点，不能保证在术后模型上一定有对应的数据点坐标（x，y）存在。由于牙龈形态变化的测量需要估算术前和术后数据集之间z坐标的差异，所以有必要产生一个连续表面的表达形式，其数学形式是$z=f(x，y)$。这样的表达形式是由双三次样条曲面内插每个数据集得到的（Cox 1982）。样条曲面表达允许快速重建层面评估z坐标、精确测量和真实表达（图3）。

叠加

对一对连续数据集之间的差异的检测和测量要求数据集位于同一参考系内，即相应的解剖特征的数值坐

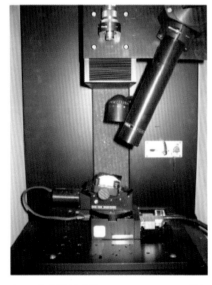

图1　安装模型后的Laserscan 3D Pro系统

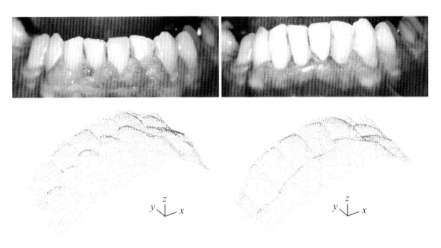

图2　术区术前术后临床照片及采集的数据（低密度）

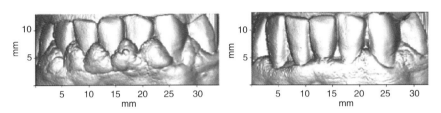

图3　根据图2采集的数据重建后的表面

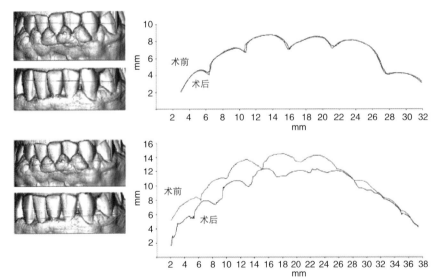

图4　通过叠加表面的截面

标在两个数据集里是相同的。但实际上，研究模型不能足够准确地安装在激光扫描仪的测量平台上，以确保相同的位置和方向。可通过坐标变换将术后数据与术前数据匹配，以此来调整数字化模拟方向。然而这两个数据集并不是完全相同，所以数据的匹配以相对稳定的区域为基础，即口腔内"可视"（比如暴露）的牙齿颊面，这些区域被认为没有变化或者仅有微量改变（图4）。

应用于刚体运动的坐标转换 τ 仅能由6个参数决定，这6个参数是：3个旋转角以及1个 3×1 平移矢量。

如果 S 表示术前数据集的双三次样条插值，P 表示术后数据集的稳定区域的点集合，那么获得最佳匹配的合适转换有如下特点：表面 S 和变换后数据集 $\tau(p)$ 的距离平方和最小。因此，确定最佳变换的过程是一个最小二乘问题，有6个未知数，因此很容易用标准方法求解（Gill et al. 1981）。之前的精度评估表明，计算坐标变换的方法误差可以忽略不计（Jovanovski 1999）。

线性测量和体积测量

利用合适的软件，叠加的计算机模型可以用多种方式进行分析，从而使形态上的差异可视化，并能被精确测量。

术前术后模型表面可在相同的位置作横截面。图4举例说明了两个这样的横截面，一个通过了牙齿表面形成的相对稳定的参考区域，另一个通过了牙龈。正如预期的，通过稳定区域的横截面非常接近。同时在此横截面上允许在任何选定位置测量被切除组织的厚度（图5）。

颜色编码减影图可提供整个相关区域变化幅度的概况（图6）。减影法也可以用来测量去除的组织体积，提供两个表面差异分布有关的额外的统计数据（图7）。

结果

表1显示了增生的牙龈乳头颊面垂直向覆盖的最大减少量。4名受试者的平均组织减少量为1.58~2.56mm，并且表现出个体差异。切除牙龈的最大厚度为1.20~3.40mm。4名研究对象测量值总体的均数±标准差为（2.15±0.60）mm（表中数据未显示）。

表2显示了手术过后每个单独的牙龈乳头（图6所示）体积的减少。每名受试者的平均体积减少为7.10~34.72mm³。每个龈乳头去除的组织体积为4.2~46.1mm³，每名受试

者的龈乳头体积减小均数 ± 标准差为24.8 ± 13.1mm³。4号受试者单个牙龈乳头体积减小的最大值（13和12之间）以及牙龈乳头体积减小值的标准差最大（标准差为12.25）。2号受试者术后取印模时牙龈乳头区域未完全记录导致了22和23之间龈乳头的数据缺失。

讨论

牙龈形态的变化能否被精确地检测和量化直接取决于术前术后模型能否精确叠加。如果模型没能准确叠

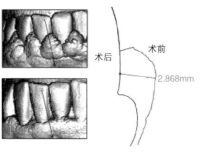

图5　切除组织厚度的测量

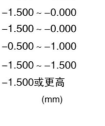

图6　整体变化幅度的减影图，蓝色表示缺失

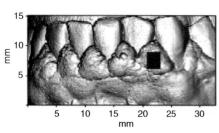

区域　　　　：9.0341 mm~2
体积减小：16.2255 mm~2

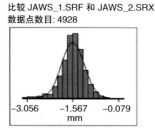

比较 JAWS_1.SRF 和 JAWS_2.SRX
数据点数目：4928

均数 ± 标准差：−1567.20μm ± 372.17μm

图7　选取9mm³的矩形区域，测量其整体体积减小为16.2mm³，平均深度减小为1.567mm

加，那所有长度和体积的测量都将因此产生额外的误差，此误差大小与叠加不准确误差是成比例增大的（图8）。

在合成的牙计算机模型上做过的此方法准确性的评估表明，计算最适转换的方法学误差可以忽略不计，术前术后模型叠加误差的产生是因为在实际应用中作为叠加基础的稳定（不变）参考区域并不是完全一致的（Jovanovski 1999）。

对牙齿表面的计算机模型的复制、数字化和重建产生的误差可导致本应该完全一样的稳定区域产生差异。因为软组织复制的可重复性比硬组织低，这种误差在硬组织上为10μm，软组织（如牙龈）上为45μm（Jovanovski & Lynch 2000）。

另外，叠加软件的操作者对稳定区轮廓的不正确判断也可导致误差，虽然可以通过软件自动删除某些离群

点来补偿这一误差。叠加的精确度也取决于稳定区域的大小和空间分布。Jovanovski和Lynch对这一点做了详细的分析（2000）。

不管误差产生的原因如何，通过分析稳定区域叠加的吻合度，可以确定模型的叠加是否具有足够的精确度。这可以通过像图6所示的减影图这样的可视化方法实现，也可以通过数学方法实现，即计算术前术后表面的z坐标之间差异的均方根（RMS）。

在本研究中，稳定区域是研究区域近牙龈的牙表面。去除菌斑后制作模型。在一些病例中，增生的牙龈覆盖了一些牙面，但是并不会产生明显的不良影响。

RMS吻合度为10～30μm，除非有单颗牙的松动（图9）。这些情况很容易因匹配程度较差而被检测到。通过单颗牙齿局部的精确叠加来获得连续的测量结果，而不是假定一个由所有牙面组成的单一稳定区。

在上述标准的基础上可得出结论，牙龈厚度变化测量值的精确度可达60μm，或平均测量变化的3%。

此方法可以测量牙龈的微小变化，可作为评估增生牙龈垂直向变化的理想方法。同样的，这种方法也可以用来评估其他的软组织变化，如冠延长术后带来的软组织变化以及生物学宽度重建的评估。

结论

这种分析数字化模型的方法在之前许多研究中都有应用（Savill et al. 1998；Snider et al. 1999；Yeganeh et al. 1999a,b），均表明在形态学改变方面可提供客观准确的评估。此方法可以测量牙龈60μm之内的变化，适用于对牙龈外形的微小改变的评估。同样的，这也是一种评估牙龈外形垂直向改变的理想方法，如牙龈增生的发展，术后复发或手术带来的体积变化。

表1　切除组织的平均高度（mm）

研究对象	牙间乳头					均数	标准差
	13～12	12～11	11～21	21～22	22～23		
1	3.0	2.0	1.8	3.4	2.4	2.52	0.60
2	1.6	1.3	1.9	1.5	缺失	1.58	0.22
3	2.5	2.6	3.3	2.5	1.9	2.56	0.45
4	1.9	2.2	1.2	2.0	1.8	1.82	0.34
均数	2.25	2.03	2.05	2.35	2.03		
标准差	0.54	0.47	0.77	0.70	0.26		

表2　牙间乳头切除组织的体积（mm³）

研究对象	牙间乳头					均数	标准差
	13～12	12～11	11～21	21～22	22～23		
1	21.8	24.5	14.8	39.8	14.1	23.00	9.30
2	6.8	4.4	13.0	4.2	缺失	7.10	3.56
3	33.0	28.2	36.8	38.5	37.1	34.72	3.73
4	46.1	18.6	17.0	43.9	28.5	30.82	12.25
均数	26.93	18.93	20.40	31.60	26.57		
标准差	14.46	9.06	9.57	15.94	9.49		

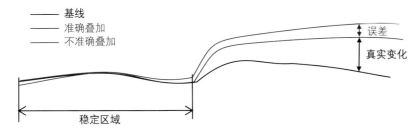

图8　不精确地叠加以及其对测量产生的影响

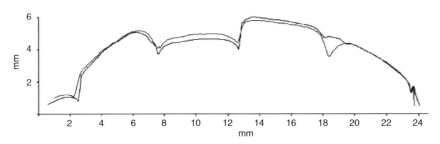

图9　牙齿动度截面

致谢

　　圣巴塞洛缪和伦敦皇家医学和牙科学院的L.Zou博士和英国贝尔法斯特女王大学临床牙科学院的Leo Cunningham的工作得到认可，笔者衷心感谢飞利浦口腔保健公司提供的资金支持。

参考文献

[1] Aas, E. (1963) Hyperplasia gingivae diphenylhydantoinea. A clinical, histological, and biochemical study. Acta Odontologica Scandinavica 21 (Suppl. 34), 1–142.

[2] Angelopoulous, A. P. & Goaz, P. W. (1972) Incidence of diphenylhydantoin gingival hyperplasia. Oral Surgery 34, 898–906.

[3] Angelopoulos, O. P. (1975) A clinicopathology review. Diphenenylhydantoin gingival hyperplasia: 2 Aetiology, pathogenesis, differential diagnosis and treatment. Journal of Canadian Dental Assoociation 41, 275–277.

[4] Bäckman, N., Holm, A.-K., Hänström, L., Blomquist, H. K., Heijbel, J. & Säfstrom, G. (1989) Folate treatment of diphenylhydantoin-induced gingival hyperplasia. Scandinavian Journal of Dental Research 97, 222–232.

[5] Chadwick, R. G., Mitchell, H. L., Cameron, I., Hunter, B. & Tulley, M. (1997) Development of a novel system for assessing tooth and restoration wear. Journal of Dentistry 25, 41–47.

[6] Cox, M. (1982) Practical spline approximation. In: Turner, P. (ed). Lecture Notes in Mathematics 965: Topics in Numerical Analysis, pp. 79–112. Berlin: Springer Verlag. Dahllof, G. & Mode´er, T. (1986) The effect of a plaque control program on the development of phenytoin induced gingival overgrowth. Journal of Clinical Periodontology 13, 845–849.

2000; 27: 506–512

Journal of Clinical Periodontology

苯妥英诱导的牙龈增生的影响因素

Factors influencing phenytoin-induced gingival enlargement

Majola MP, McFadyen ML, Connolly C, Nair YP, Govender M

章锦才 审　董潇潇 译

摘要

目的：确定苯妥英诱导的牙龈增生（PIGE）的患病率和严重程度，并且确认PIGE与风险因素之间的关联。

材料与方法：本项研究从南非德班Mshiyeni亲王纪念医院（PMMH）癫痫诊所接受苯妥英治疗的门诊患者群中募集受试者。研究人员使用一份结构化问卷收集患者的人口统计学、社会习惯（例如：饮酒和吸烟）、牙科就诊频率和口腔卫生护理以及既往病史方面的数据。研究人员还测量了牙龈增生、牙菌斑和牙龈出血情况以评估牙龈健康状况。研究人员收集了静脉血以测量血清叶酸以及苯妥英血清水平。研究应用了回归分析以确认PIGE与风险因素之间的关联。研究检验的相关因素包括血清苯妥英和叶酸水平、年龄、牙菌斑、牙龈炎症、刷牙、吸烟以及饮酒情况。PIGE与风险因素之间关联性的检验有个体的，例如：作为单独个体进行检验；也有合并起来的多因素检验。

结果：研究检测了134位患者，其中62%的患者PIGE指数≥1，而8%的患者PIGE指数为0。菌斑与PIGE之间显示为中度相关性（*r*=0.4），除此之外未见其他因素与PIGE间呈现统计学显著的相关性。在多元线性回归分析中，单独考量时未表现强烈影响的因素的重要性却增加了。细菌菌斑（*P*=0.0001）、较年轻的年龄（*P*=0.01）以及较高的游离苯妥英血清水平（*P*=0.03）与PIGE呈相关性。尽管已知吸烟、饮酒与牙周疾病相关（*P*值分别为0.03及0.04），但是它们针对PIGE体现出一些保护作用。

结论：PIGE的风险因素可能存在协同效应。但是，细菌菌斑似乎是PIGE严重程度最重要的决定因素。后者的发现强调了坚持菌斑预防治疗项目的重要性，特别是对于接受苯妥英治疗的年轻患者尤为重要。

关键词：苯妥英；牙龈增生；苯妥英诱导的牙龈增生（PIGE）；多元回归

苯妥英、尼福地平和环孢素都是众所周知的引起牙龈增生的医源性因素（Butler et al. 1987；Dongari et al. 1993；Botha 1997）。在上述药物中，苯妥英与牙龈增生的相关性的研究最多，可以追溯到1939年（Angelopoulos 1975）。尽管关于此类牙龈病损的研究众多，苯妥英诱导的牙龈增生（PIGE）的病理生理学机制依然未知。但是，研究提示与牙齿卫生（Seymour 1993）、苯妥英应用情况（Addy et al. 1983；Bedfelt 1992）、宿主基因易感性（Aarli 1976，Hassell et al. 1976）、多种抗癫痫治疗（Greenwood et al. 1986）、血清叶酸水平下降（Vogel 1977）等方面的相关因素与PIGE之间可能存在相关性。

牙龈增生与可能由组织增生或者炎症病程引起。除非进行组织学分析，否则不能确认增生的本质。在本项研究中，尽管未进行组织学检测，依然使用了"牙龈增生"这一名词。但是，以往有关接受苯妥英治疗患者中观察到的牙龈增生/肥厚的研究中，其标本显示为牙龈的增生。

PIGE的患病率从一项社区基础的研究所报告的13%（Thomason et al. 1992），到基于精神患者的研究所报道的50%（Seymour 1993）不等。总体而言，青少年和儿童中的发病率高于成年人（Steinberg & Steinberg 1982）。在一项儿科研究中，79位儿童单独服用苯妥英或合并其他抗癫痫药物，其中67%的患儿出现牙龈增生（Greenwood et al. 1986）。

研究人员在南非德班的一所综合性医院（Mshiyeni亲王纪念医院）癫痫诊所进行一项治疗性药物监测（TDM）服务时发现，服用苯妥英的年轻患者的PIGE患病率显著较高。因为苯妥英有效、廉价而且每日只需服用一次，因此它是这家诊所最常用的抗惊厥药之一。使用苯妥英的弊端包括其复杂的药代动力学（Gilman et al. 1990）以及其包括牙龈增生在内的副作用。如果PIGE的患病率高，使用苯妥英的效益比就可能并不像之前所料想的那么良好。

本项研究首次探寻确定PMMH癫痫诊所门诊患者群患PIGE的患病率和严重程度。本项研究的第二项内容是分析PIGE与曾报告的局部和系统风险因素，亦即年龄、血清苯妥英水平（游离以及总量）、血清叶酸水平、口腔卫生护理和牙齿就诊状况、牙龈健康状况以及苯妥英治疗持续时间等之间的关联性。风险因素与PIGE之间或为个体相关，例如：作为单独个体相关；或为合并相关（多因素相关）。由于成本限制，本项研究未探究基因因素。

材料与方法

伦理

本项研究由德班大学Westville伦理委员会批准。医院医务院长授予本项研究在PMMH的开展许可。全体患者在参加研究前均签署了知情同意书。

研究地点

Mshiyeni亲王纪念医院是一所拥有1500张床位的综合性医院，服务德班南部（KwaZulu-Natal, South Africa）的不太富裕的人群。这所医院自1988年开始即有一所癫痫门诊所。

患者选择

所有于1996年2月在这家诊所就诊并且服用苯妥英的患者被募集参加本项研究。研究排除了无牙颌患者以及不同意进行口腔检查或血液采样的患者。

人口统计学、牙齿健康/治疗、苯妥英治疗数据

研究人员使用一份结构化问卷从患者采集以下信息。患者人口统计学信息：年龄、体重、性别、收入以及所受的最高等级教育。既往病史信息：苯妥英剂量、治疗持续时间以及同时使用的抗惊厥药物。习惯：饮酒和吸烟。口腔卫生护理：牙齿清洁（刷牙）频率以及牙科就诊频率。

血液采样以及分析

研究人员采集了静脉血（10mL）用于血清叶酸和血清苯妥英测量。离心分离血清，储存于-20℃，直至分析。研究人员利用放射免疫分析法，使用SimulTRAC放射分析检验盒维生素B$_{12}$[^{57}Co]/叶酸[^{125}I]定量测量血清叶酸水平。研究人员使用TDx-Abbott分析仪（Abbott）测量总量和游离苯妥英血清水平。TDx-Abbott分析仪（Abbott）利用了荧光偏振免疫测定（FPIA）。研究人员通过超滤微分区过滤系统过滤分离游离苯妥英（MPS-1）（Amicon, Danvers, MA），于25℃离心。

口腔卫生检查和牙龈健康检查

所有的口腔检查都由同一位有经验的检查者进行。另一位经验丰富的牙科评估员在场负责质量管控，例如：确保评估和评分的一致性。这些评估在6个选择的指示牙（牙位为16、21、24、36、41以及44）的颊/唇侧和腭/舌侧进行。如果患者缺失任何指示牙，则检查其邻牙。每位患者每项测量的最终评分计算方法为：每一个牙面评分的总和除以检查牙面的总数（大多数病例为12个牙面）。这种计算方法给出了一个综合评分，用于统计学分析。

牙菌斑

研究人员加用染色剂改良了Silness及Löe（1964）菌斑指数体系。研究人员使用染色剂（Red Cote® tablets, by JO Butler Company）以增强菌斑的可视性。因此，研究人员根据Silness及Löe（1964）菌斑指示评分体系，对上述每个指示牙的两个牙面进行0～3评分。

牙龈出血

研究人员使用牙周探针（Williams®）轻柔探入龈沟，直至感觉已触及袋底，并沿软组织壁以轻柔压力做圆周方向运动。出血程度以0～3评分记录（0=无出血；1=探诊无出血；2=轻柔探诊出血；3=自发出血倾向）。牙龈出血指数（GBI）计算方法为每颗牙齿评分总和除以检查牙面的总数（12）。

牙龈增生

牙龈增生以背离正常牙间乳头的程度以及牙龈轮廓的形状和颜色衡量。同样，如下所述以0～3评分：0=未观察到增生；1=增生局限于龈缘，牙间乳头形状未改变；2=增生累及龈缘，牙间乳头形状改变，未覆盖牙冠；3=龈缘增生，牙龈乳头形状改变，覆盖解剖牙冠。牙龈增生患病率计算方法为：所有牙龈增生评分≥1的患者的数量除以受试者总数所得的商数乘以100。

统计学分析

本研究应用了统计程序SAS6.03版。研究人员评估了年龄、吸烟状态、血清苯妥英浓度（游离或总量）、血清叶酸、菌斑指数、牙龈出血指数、刷牙频率和苯妥英治疗持续时间对于牙龈增生指数的作用效应。研究人员使用t检验比较依人口统计学或临床特征分组时各组间患者的平均牙龈增生指数。研究人员使用Pearson相关系数检验两个连续变量之间的相关性。应用对数变换将血清苯妥英水平和游离苯妥英水平的分布正态化。应用多元回归模型识别独立风险因素。每个因素都被独立检验，并且在一个多元模型中应用一般线性模型逆向选择非显著性因素。应用$P \leq 0.10$作为入选标准。研究人员对完整数据集（$n=134$）和测量过游离苯妥英水平的患者亚集（$n=105$）进行了分析。

结果

患者人口统计学

在研究期间，451位患者在癫痫诊所就诊。在这些患者中，至少147位患者接受了单独应用苯妥英的治疗或者苯妥英合并其他抗惊厥药物例如苯巴比妥和卡马西平的治疗。共有13位患者被排除在本项研究之外，他

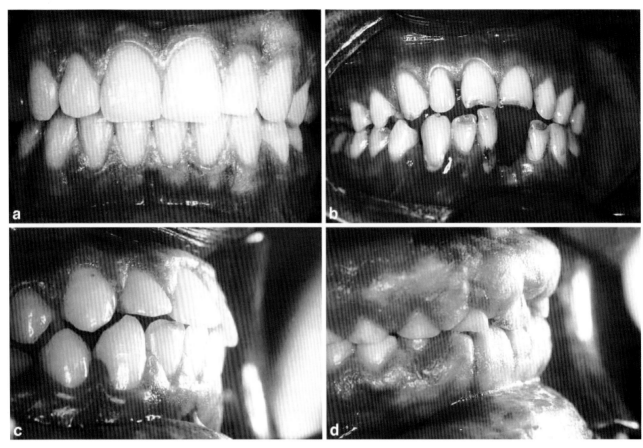

图1 （a）无增生的健康牙龈（PIGE评分=0）。（b）轻度增生的受累牙龈（0<PIGE评分<1）。（c）中度增生的受累牙龈（1<PIGE评分<2）。（d）重度增生的受累牙龈（PIGE评分>2）

们或者为无牙颌患者，或者不愿参加研究。研究人群包括了134位患者，其中111位为男性。年龄从13岁至70岁不等（平均为33.6岁，中位数为32岁）。

134位患者中的55位（41%）承认吸烟，而只有22位患者（16%）承认饮酒。90%的患者曾接受过某种形式的正规学校教育，其中50%的患者只接受过小学教育。大部分的患者（92%）没有工作，但是21%的患者接受每月410兰特（82.00美元，约542人民币）的国家补助。有工作的患者月收入在300兰特到1000兰特（60美元到200美元，约397人民币至1322人民币）之间。

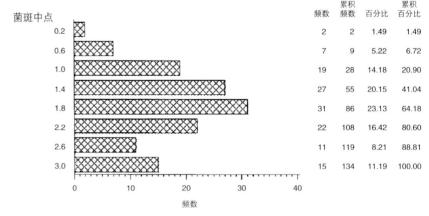

菌斑中点	频数	累积频数	百分比	累积百分比
0.2	2	2	1.49	1.49
0.6	7	9	5.22	6.72
1.0	19	28	14.18	20.90
1.4	27	55	20.15	41.04
1.8	31	86	23.13	64.18
2.2	22	108	16.42	80.60
2.6	11	119	8.21	88.81
3.0	15	134	11.19	100.00

图2 菌斑的柱状图

卫生和牙科治疗

所有的受试者均未进行常规牙

表1　牙龈增生与风险因素之间的相关性

风险因素		全体患者（n=134）			游离苯妥英的患者（n=105）		
		n	PIGE评分 平均值±标准偏差	P值	n	PIGE评分 平均值±标准偏差	P值
吸烟	是	55	1.0 ± 0.56	0.14	38	1.0 ± 0.62	0.22
	否	79	1.2 ± 0.67		67	1.2 ± 0.72	
饮酒	是	22	1.0 ± 0.63	0.33	17	0.9 ± 0.69	0.26
	否	109	1.1 ± 0.63		88	1.1 ± 0.69	
刷牙	从不	5	1.6 ± 0.94	0.09	4	1.6 ± 1.1	0.10
	偶尔	26	1.2 ± 0.57		18	1.7 ± 0.58	
	每天	103	1.0 ± 0.62		83	1.0 ± 0.68	
其他药物	苯妥英	117	1.1 ± 0.60	0.98	90	1.1 ± 0.66	0.92
	苯妥英+卡马西平	7	1.2 ± 0.91		6	1.2 ± 0.97	
	苯妥英+苯巴比妥	10	1.1 ± 0.81		9	1.2 ± 0.84	
性别	男	111	1.1 ± 0.61	0.40	90	1.1 ± 0.65	0.26
	女	23	1.1 ± 0.73		15	1.3 ± 0.87	

科就诊检查。受试者只在出现牙痛情况时才寻求牙科治疗。大多数患者（77%）声称他们按时刷牙/清洁牙齿，而只有4位患者（3%）承认他们从不刷牙或清洁牙齿。

口腔卫生和牙龈健康评估

62%的患者明确发现增生（综合评分≥1）。牙龈增生的严重程度如图所示（图1a～d）。

血清苯妥英/血清叶酸水平

134位患者测量了总体血清苯妥英水平。其中27位患者的血清水平低于检测分析极限（<1mg/L）。可检测到的总体苯妥英水平从1.3mg/L至40.1mg/L不等，平均值为（11.3 ± 10.1）mg/L。由于费用的限制，游离苯妥英水平分析未包括总体

表2　牙龈增生与风险因素的相关性

风险因素	系数（n=134）	系数（n=105）
年龄	r=−0.17	r=−0.15
菌斑	r=0.39	r=0.44
牙龈指数	r=0.19	r=0.23
叶酸	r=−0.05	r=−0.06
苯妥英总量	r=0.09	r=0.12
游离苯妥英	—	r=0.16

苯妥英水平低于检测极限的患者。105位患者进行了游离苯妥英水平的分析，其水平自0.03mg/L至3.89mg/L不等，平均值为1.02mg/L。血清叶酸水平自1.2ng/mL至14.7ng/mL不等，平均值为4.6ng/mL。

统计学分析

在全数据集（总体苯妥英水平）和精简后的数据集（游离苯妥英水平）中，二元分析显示：在P<0.10水平，没有任何分类变量单独显示统计学的显著性。在所有连续变量中，除牙菌斑外，均显示与牙龈增生的弱相关性（Pearson系数在−0.05至0.23之间）。菌斑呈现中等相关性，在全数据集中r=0.39，在精简数据集中r=0.44。结果如表1和表2所示。

多元分析结果如表3所示。在多

元回归分析中，菌斑依然是最显著的风险因素。在两数据集中，菌斑指数每增加1，将导致PIGE指数增加0.5或0.6。年龄、吸烟和血清苯妥英水平（游离）也与牙龈增生独立相关（P<0.10）。吸烟、饮酒以及年龄的增加（老龄化）与较低的PIGE相关（P<0.10）。如果存在其他因素，血清苯妥英（总量）与PIGE的关系依然并不显著，而游离苯妥英水平则显示与PIGE的关系显著（P=0.03）。在多元分析中，血清叶酸水平、其他抗惊厥药物（苯巴比妥或卡马西平）以及牙龈出血与PIGE之间显示无显著相关性。

讨论

本项研究显示，在Mshiyeni亲王纪念医院癫痫诊所就诊的门诊患者中，中度至重度PIGE（指数≥1）有着相当高的患病率（62%）。这一患病率比其他基于社区诊所的研究所报告的患病率高得多（Thomason et al. 1992），而与精神病患者中的患病率近似（Seymour 1993）。尽管本项研究中所用的牙龈增生评估方法并不足够严格，不足以像Hassell等（1984）曾建议过的那样能够将轻度PIGE和

表3 风险因素的多元模型

风险因素	全体患者（n=134）			游离苯妥英的患者（n=105）		
	参数估计	P值	标准误差	参数估计	P值	标准误差
年龄	−0.01	0.004	0.004	−0.01	0.01	0.005
菌斑	0.456	0.001	0.08	0.60	0.0001	0.09
吸烟	−0.33	0.001	0.10	−0.30	0.03	0.12
饮酒	−0.24	0.08	0.13	−0.34	0.04	0.16
刷牙	−0.18	0.06	0.29	—	ns	—
苯妥英（游离）	—	ns		0.03		0.11

ns=不显著

牙龈炎症加以区分，我们还是确信在综合指数为1或更高评分的患者中临床观察到的情况确定是牙龈增生。PIGE指数大于0但是小于1（0<指数<1）的情况可能表示了与炎症相关的牙龈增厚，而不是增生。

文献已经给出了苯妥英作为主要医源性因素参与牙龈增生发展过程的有力证据（Hassell et al. 1976；Nuki & Cooper 1972；Seymour et al. 1985；Dahllof et al. 1993）。在一些研究中，治疗的持续时间以及苯妥英血清水平与牙龈增生之间呈现显著相关性（Panuska et al. 1961；Little et al. 1975）。而其他的一些研究则未能建立总体血清苯妥英水平、治疗持续时间与牙龈增生之间的显著有效相关性（Hassell et al. 1984；Dahllof & Modeer 1986；Seymour 1993）。

这些关系很可能受到很多因素的影响而复杂化，例如：可变的苯妥英血浆蛋白结合、非线性苯妥英消除和非线性效应关系（Gilman et al. 1990）。苯妥英是一种具有高度血浆蛋白结合性的药物，而游离苯妥英浓度与疗效和毒性有着较好的相关性。血浆蛋白结合减少有利于组织分布，特别是那些苯妥英结合能力强的组织，例如牙龈成纤维细胞（Seymour 1993；Dooley & Vasan 1989）。尽管我们的研究显示总体苯妥英水平对PIGE的严重程度并无影响，但是在多元分析中我们的结果显示PIGE的严重程度与游离苯妥英水平之间存在

统计学显著关系。尽管我们预期治疗的持续时间会有所影响，但是这绝不是简单的线性关系，就像人们预期的那样在总体暴露的某个阶段到达最高值。由于医院的档案保存不完善，我们不能准确地评估苯妥英治疗的持续时间，因此此项未被列入分析。

本项研究确认了其他研究所观察到的PIGE和菌斑之间的强相关性（Botha 1997；Thomason et al. 1992；Seymour et al. 1985；Dahllof & Modeer 1986；Stinnett et al. 1987）。菌斑水平高说明尽管大部分患者声称他们每天刷牙（77%），他们并未有效清除菌斑。

一些学者（Hassell & Gilbert 1983；Hassell et al. 1990；Penarrocha-Diago et al. 1990）对牙龈增生和菌斑之间的联系提出争议。他们认为牙龈增生是宿主对苯妥英有丝分裂作用的遗传反应/易感性的表型表现。一些观察到的临床表现证实了他们的观点，有些菌斑水平高的患者牙龈组织正常，而另一些未发现菌斑的患者却临床显示了明显的牙龈增生。遗传因素可能在我们的研究人群中起作用，但是这方面并未进行研究。

苯妥英不仅仅是导致牙龈增生的原因，而且也被认为干扰了叶酸的吸收，从而导致叶酸水平的显著下降（Norris & Pratt 1974；Mallek & Nakamoto 1981；Lewis et al. 1995）。这一特征性的叶酸水平下降被认为是重要的PIGE促进因素之一（Vogel

1977）。Backman等（1989）证实了后一项假说，他们观察到对高苯妥英水平患者进行叶酸补充将显著消除牙龈增生。这些研究提供了叶酸对于PIGE重要性的证据，但是我们的分析发现叶酸水平和PIGE之间并无关联。

大量研究显示，年轻是一项对于PIGE的重要风险因素。很多研究人员的流行病学研究显示患有癫痫的儿童和青少年发生PIGE的可能性高于成年癫痫患者（Thomason et al. 1992；Steinberg & Steinberg 1982；Dahllof & Modeer 1986；Stinnett et al. 1987）。与之相似，我们的研究结果显示年纪与牙龈增生之间呈负相关性。尽管多元回归呈现统计学显著意义，但是其作用幅度很小（1% 每年）。

尽管Greenwood等（1986）曾报告在接受多种抗惊厥药物治疗的患者中PIGE患病率增加，但是在本项研究中这并未起到作用。我们的发现与Penarrocha-Diago等（1990）所报告的结果一致，牙龈增生与同时使用的抗惊厥药——苯巴比妥和卡马西平并无相关性。

吸烟和饮酒的混杂效应在有关于此类牙龈增生的研究中被忽略了。吸烟有害于牙周健康，这在牙科文献中已被广泛接受（Schwartz & Bauhmmers 1972；Haber et al. 1993；Quteish 1997）。此外，临床上重度吸烟和饮酒者明显更容易忽视他们的口腔健康。但是，由于烟草和酒精对淋巴细胞具有免疫抑制作用，因此存在细菌菌斑时，牙龈炎症的严重程度可能有所减轻。另一方面，酒精对苯妥英的代谢作用加快了新陈代谢（Gilman et al. 1990），因此慢性酗酒者的血清苯妥英水平可能有所降低。这就可能解释了酒精对PIGE发展的明显保护作用，酒精减少了启动或促进增生的苯妥英的数量（总量或游离）。尽管二元分析显示这些习

惯（吸烟或饮酒）与PIGE间不存在关联，但是多元回归显示吸烟和饮酒的患者比不吸烟和滴酒不沾的患者患PIGE的机会更少。

结论

我们在这一门诊患者群中发现了相当高的PIGE患病率。本项研究揭示：大量曾被报告过的风险因素（年轻、牙菌斑和游离苯妥英水平）在单独考量时并不增加PIGE的风险，而当它们被合并考量时则变得具有统计学显著意义。菌斑与PIGE的相关性提示：可以通过实施有效的菌斑控制措施减少PIGE，特别是对于游离苯妥英水平较高的年轻患者。

致谢

研究者希望感谢德班韦斯特维尔大学对此项目的经济支持；感谢工作人员，特别是M. Ndlovu女士，以及Mshiyeni亲王纪念医院的患者在整个研究期间给予的合作与协助；感谢Balram女士所做的苯妥英分析以及纳塔尔大学血液学实验室所做的叶酸分析。我们还要向Reddy教授和Petit教授表达我们的感激之情，感谢他们在准备这份手稿时提供的宝贵帮助；还要感谢Clarke教授为多元分析所提供的帮助。

参考文献

［1］Aarli, J. A. (1976) Phenytoin-induced depression of salivary IgA and gingival hyperplasia. Epilepsia 17, 283–291.

［2］Addy, V., McElnay, J. C., Eyre, D. G., Campbell, N. & D'Arcy, P. F. (1983) Risk factors in phenytoin-induced hyperplasia. Journal of Periodontology 54, 373–377.

［3］Angelopoulos, A. P. (1975) Diphenylhydantoin gingival hyperplasia. A clinico-pathological review. Incidence, clinical features and histopathology. Journal of the Canadian Dental Association 41, 103–106.

［4］Backman, N., Holm, A-K., Hanstrom, L., Blomquist, H. K., Heijbel, J. & Safstrom, G. (1989) Folate treatment of diphenylhydantoin-induced gingival hyperplasia. Scandanavian Journal of Dental Research 97, 222–232.

［5］Botha, P. J. (1997) Drug-induced gingival hyperplasia and its management. A literature review. Journal of the Dental Association of South Africa 52, 659–664.

［6］Bredfeldt, G. W. (1992) Phenytoin-induced hyperplasia found in edentulous patients. Journal of the American Dental Association 123, 61–64.

［7］Butler, R. T., Kalkwarf, K. L. & Kaldahl, W. B. (1987) Drug-induced gingival hyperplasia: phenytoin, cyclosporin and nifedipine. Journal of the American Dental Association 114, 56–60.

［8］Dahllof, G., Preber, H., Eliasson, S., Ryden, H., Karsten, J. & Modeer, T. (1993) Periodontal condition of epileptic adults treated long-term with phenytoin or carbamazepine. Epilepsia 34, 960–964.

［9］Dahllof, G. & Modeer, T. (1986) The effect of a plaque control program on the development of phenytoin-induced gingival overgrowth. A 2 year longitudinal study. Journal of Clinical Periodontology 13, 845–849.

［10］Dongari, A., McDonnell, H. T. & Langlais, R. P. (1993) Drug-induced gingival overgrowth. Oral Surgery, Oral Medical and Oral Pathology 76, 543–548.

［11］Dooley, G. & Vasan, N. (1989) Dilantin hyperplasia: A review of the literature. Journal of the New Zealand Society of Periodontology 68, 19–22.

［12］Gilman, A. G., Rall, T. W., Nies, A. S. & Taylor, P. (eds) (1990) Goodman and Gilmans: The pharmacological basis of therapeutics, 8th edition, pp. 439–443. Pergamon Press: New York.

2000; 27: 217–223

Journal of Clinical Periodontology

药物性牙龈增生的风险因素

Risk factors for drug-induced gingival overgrowth

Seymour RA, Ellis JS, Thomason JM

章锦才 审　万鹏 译

摘要

目的：对于牙周病学专科医师来说，药物性牙龈增生仍然是一个十分棘手的问题。许多患者因为服用了该类易产生不良反应的药物而经历了反复牙龈增生并需多次进行手术切除。在本文献回顾中，我们试图识别并量化各种与药物性牙龈改变的进展和表达相关的"风险因素"。

材料与方法：风险因素评价包括年龄、性别、药物变量、联合用药、牙周变量以及遗传因素。阐明这些因素可能有助于确定"风险患者"，然后制定相应的治疗策略。

结果：唯一确定由牙周病学专科医师影响的因素是患者的牙周状况。然而，药物变量和联合用药对牙龈增生的表达有影响。

结论：对与药物性牙龈增生的发生率和严重程度相关风险因素的识别对该不良反应的各方面都十分重要。牙周病学专科医师和患者在改善口腔卫生和牙龈健康方面都担任着重要的角色。同样的，患者的内科医师和牙周病学专科医师需要紧密地合作，以找出可以帮助减少这种不良反应的替代药物。

关键词：药物性牙龈增生；风险因素；苯妥英；钙离子通道拮抗剂

大多数关于药物性牙龈增生的文章都会提到这种不良反应与一种或一些特定药物有关。对于服用苯妥英的患者约有高达50%的药物性牙龈增生的发生率（Angelopoulous & Goaz 1972），而对环孢素和钙离子通道拮抗剂，其发生率较低，分别为30%和10%（Barclay et al. 1992；Ellis et al. 1999；Seymour et al. 1987）。因此，服用这些药物的患者会出现不同程度的牙龈反应。故文献中出现了"反应者"和"无反应者"。此外，在产生这种不良反应的患者中，牙龈变化的范围和严重程度似乎有很大的差异。

"临床可见的显著增生"表示那些患者的牙龈增生需要手术干预才能恢复正常的牙龈轮廓（Thomason et al. 1993）。本文旨在识别和探索在文献中报道的与药物性牙龈增生发生率和患病严重程度都相关的可能风险因素。

本文旨在评价药物性牙龈增生的各种风险因素。可识别的风险因素可分为以下几类：年龄和其他人口因素、药物变量、联合用药、牙周变量和遗传因素。

年龄和其他人口统计变量

年龄被认为是药物性牙龈增生的重要风险因素，特别是苯妥英和环孢素相关的牙龈增生（Daleyet al. 1986；Esterberg & White 1945；Hefti et al. 1994；Kapur et al. 1973；Schulz et al. 1990）。对苯妥英引起的牙龈增生的早期研究发现，青少年特别容易有这种不良反应［for review, see Hassell（1981）］。由于采样的技术（如住院患者）导致这些研究中的很大一部分研究结果并不能真实地反映问题。两个以社区为基础的研究（Casetta et al. 1997；Thomason et al. 1992）发现苯妥英引起牙龈增生的患病率较低（分别为13%和40%）。虽然在当时还不认为年龄是重要的风险因素，但这些研究的第一个研究所选取的研究对象是相对年轻的人群，平均年龄为40.6岁（Thomason et al. 1992），而随后的研究（Casetta et al. 1992）

1997）报道口腔卫生差的年轻患者似乎患牙龈受累最严重。

年龄已被报道为环孢素引起的牙龈增生的风险因素（Daley et al. 1986；Hefti et al. 1994；Schulz et al. 1990；Somacarrera et al. 1994），而这些观察结果是通过动物研究获得的（Kitamura et al. 1990；Morisaki et al. 1993）。其他的研究特别关注了儿童器官移植患者牙龈增生的患病率（Allman et al. 1994；Karpinia et al. 1996；Kilpatrick et al. 1997；Lowry et al. 1995）。在这些研究中几乎所有患者都表现出某种形式的牙龈变化，临床上牙龈增生的儿童的数量（52%）明显比成人高。

年龄不是钙离子通道拮抗剂引起的牙龈增生的风险因素，因为这些药物的使用通常局限于中老年人。最近一项对超过800名使用钙离子通道拮抗剂治疗的患者的研究支持了年龄不能确定为牙龈增生的明显风险因素这一观点（Ellis et al. 1999）。参与这项研究的患者年龄较大，年龄中位数为63岁。然而，在联合使用环孢素和钙离子通道拮抗剂治疗的患者中，年龄被确定为风险因素（Thomason et al. 1997）。事实上这些不同的药物引起的牙龈增生发生率的差异反映了药物在不同年龄组反应的差异性（Hassell & Hefti 1991）；苯妥英是主要针对年轻人，钙离子通道拮抗剂针对中老年人群而环孢素则在各年龄段均有不良反应。现在比较有说服力的证据证明：对服用环孢素治疗的患者，年龄应作为一个风险因素。这种关联可能以血液循环中雄激素和牙龈成纤维细胞之间的相互作用来解释。牙龈成纤维细胞很容易将睾酮代谢转化为活性5α-双氢睾酮。苯妥英增强了该代谢过程（Sooriyamoorthy et al. 1988），而从服用环孢素和硝苯地平患者口内切除的增生牙龈组织中发现雄激素的代谢也具有相似的增强（Sooriyamoorthy et al. 1990）。青少年循环血液中雄激素水平较高，活性代谢产物可作用于牙龈成纤维细胞亚群，从而导致胶原合成增加和/或胶原酶活性下降。

其他人口学变量

很少有研究探讨性别是否是药物性牙龈增生的风险因素。在对苯妥英研究的文献回顾中，Hassell报告了性别和种族并不是牙龈表达的重要风险因素（Hassell 1981）。

许多环孢素的研究结果具有显著的男性偏倚，因为男性更容易发生器官移植（尤其是心脏移植）。而一些报告中，男性的牙龈增生的级别更高（King et al. 1993；Montebugnoli et al. 1996），但并无统计学意义的差异。二个研究（Thomason et al. 1995；1996b）应用了逐步回归方法试图解开不同风险因素对牙龈增生的影响。两项研究都表明，男性比女性更容易产生这种不良反应，男性牙龈变化的程度会更大。同样，男性在使用钙离子通道拮抗剂时发生临床显著牙龈变化的可能性比女性大3倍多（Ellis et al. 1999）（$P=0.023$）。动物实验的证据也支持这一发现，雄性较雌性大鼠更容易产生药物性牙龈增生（Ishida et al. 1995）。有人认为存在某种牙龈增生发生的血清阈值，而雄性的该阈值水平较低。

有越来越多的证据表明，服用环孢素和钙离子通道拮抗剂的男性比女性更容易发生牙龈增生并且牙龈的变化更严重。这是否与牙周因素、药理学变量或激素相关还有待确定。

药物因素

牙龈增生的范围和严重程度与各种药物变量（如剂量、持续时间、血清和唾液浓度等）之间的关系仍然颇有争议。这些研究结果的差异性很大程度上与评估牙龈增生的方法、血液样本的采集时机、被研究的患者的数量以及影响药物的药代动学特征的其他相关因素有关。大多数学者都同意，药物浓度达到一定的阈值才会引起牙龈变化，而该阈值浓度则因人而异。

根据药物的剂量往往很难预测牙龈的变化（for review，see Seymour & Heasman（1988）；Seymour & Jacobs（1992））。可以将用药剂量与患者体重结合起来，以便更有效地解释用药剂量与牙龈增生的关系。许多研究也探索了药物血清浓度与牙龈增生的关系。苯妥英和钙离子通道拮抗剂在治疗开始后7～10天都能获得稳定的治疗药物血清浓度。因此，对于这两种药物，任何时间点采集的血清样本都可能是实际的药物浓度。环孢素的测定通常被称为谷浓度测定。虽然这种单一的检测对检查患者依从性、抗惊厥活性或免疫抑制水平很有用，但它们只反映了药物的药代动学特征。其他可能与牙龈增生有关的药代动学检测包括生物利用度、蛋白结合度、分布容积以及药物浓度与时间的整体评估。后一种方法被称为血浆/血清浓度-时间曲线（AUC），是对药物在特定时间段内总浓度的测量。这种检测需要反复取样，而这在大型流行病学研究中往往是不切实际的。单一的血清检测很容易，可作为患者治疗的一部分。因此，药物血清或血液浓度与牙龈增生之间缺乏明确的关系可能是因为采样技术不足或没有采用更为合适的药代动学维数。

环孢素制剂的类型可能对器官移植患者牙龈增生的发生率产生一定影响（Wondimu et al. 1996）。在这项研究中，环孢素为溶液（与牛奶混合）或胶囊形式。在为期一年的纵向研究中，比较了两种制剂对牙龈组织的影响。在服用环孢素的溶液患者中，有37%的患者发生了牙龈增生，而胶囊组为43%。然而，服用溶液的患者相比服用胶囊的患者表现出更早的牙龈变化和更广泛的牙龈增生。所以，将患者环孢素药物的剂型从溶液转换为胶囊可能会减少牙龈增生的发生。在这项研究中，两种环孢素制剂对牙龈组织的不同影响可能与不同剂型药物的药代动力学发生变化有关，特别是生物利用度和达到最大血药浓度的时间。另外，研究发现服用溶液组患者唾液中的环孢素的浓度水平比胶囊组高很多（Modeer et al. 1992）。而环孢素在唾液中的局部浓度是否在牙龈增生的发生中起作用我们仍然未知（见下文）。

苯妥英和环孢素均会在唾液中分泌，一些研究已经调查了这些药物唾液浓度是否是牙龈增生的重要决定因素。但与药物血清浓度一样，并没有明确的结论。有研究表明，苯妥英的唾液浓度与牙龈增生呈正相关（Babcock & Nelson1964；Conard et al. 1974；Hassell et al. 1983），而另一些人未能证实这种关系（Ball et al. 1996；Dahllof & Modeer 1986；Modeer & Dahllof 1987）。这可能是因为虽然苯妥英或其主要代谢产物（HPPH）存在于唾液的浓度很高，但是这并不代表其在牙龈组织中的浓度也高。

与苯妥英相似，唾液中环孢素浓度与牙龈增生有关。唾液中环孢素浓度与牙龈增生的范围呈正相关（Daley et al. 1986；Hefti et al. 1994；McGaw et al. 1987）。但是其他研究发现唾液环孢素水平与牙龈增生缺乏相关性（King et al. 1993）。这些结果相互矛盾，很可能是由于牙菌斑内存储了环孢素，而其又通过受唾液流动刺激释放出来（Niimi et al. 1990）。因此，虽然唾液样本很容易收集，但它们可能不能作为检测发生牙龈增生的有用指标。

龈沟液（GCF）中苯妥英和二氢吡啶类钙离子通道拮抗剂的局部浓度有助于检测局部组织的药物活性（Ellis et al. 1992；McLaughlin et al. 1995；Seymour et al. 1994）。苯妥英的GCF浓度与牙龈增生的范围无关（McLaughlin et al. 1995）。然而，由于服用硝苯地平和氨氯地平这两种药物而表现出明显的牙龈变化的患者龈沟液有明显的药物残留（Ellis et al. 1992；Seymour et al. 1994）。有研究探查了不同剂量硝苯地平对器官移植患者牙龈病变严重程度的影响（Thomason et al. 1997）。虽然GCF中硝苯地平残留的浓度很高，但只有硝苯地平的血浆浓度被确定为牙龈变化严重程度的风险因素。因此，药物残留的机制及其与牙龈变化的关系尚不清楚。

联合用药

患者很少只单独服用与牙龈增生有关的三大类药物。现有的研究已经探寻了联合用药对环孢素和苯妥英性牙龈增生的影响。

相当多的证据表明：对比单独使用两种药物的患者，联合服用硝苯地平和环孢素的器官移植患者发生牙龈增生的机会更多（Bokenkamp et al. 1994；Margiotta et al. 1996；O'Valle et al. 1995；Thomason et al. 1995；

Thomason et al. 1996；Thomason et al. 1993；Wilson et al. 1998；Wondimu et al. 1996）。联合用药治疗可能增加牙龈增生的发生率但不会增加其严重程度（Pernu et al. 1993b）。同一组学者认为联合用药治疗是牙龈增生进展和复发的风险因素（Pernu et al. 1993a）。在一个小样本量的患者群体研究中，King和他的同事认为联合服用吡啶不会使牙龈增生变严重（King et al. 1993）。对于钙离子通道拮抗剂维拉帕米的联合用药也有类似的报道。虽然联合用药组的牙龈增生患病率更高且病变的严重程度更大，但其差异并无统计学意义（Cebeci et al. 1996b）。

器官移植患者服用的其他一些药物能抑制牙龈增生的表达（Wilson et al. 1998）。成人器官移植的患者，服用一定剂量的泼尼松龙和硫唑嘌呤可以在一定程度上"保护"牙龈，抑制牙龈增生的进展；而儿童服用的硫唑嘌呤也有类似的效果。其他的一些研究也表明：服用硫唑嘌呤和泼尼松龙可以减少器官移植患者药物性牙龈增生的严重程度（Hassell & Hefti 1991；Somacarrera et al. 1994）。这两种药物对牙龈增生的抑制作用可能是由于它们对菌斑引起的牙龈炎症的抗感染作用而产生的。而后者显然对药物引起的牙龈变化的范围和严重程度有显著的影响。

联合用药可以对苯妥英引起的牙龈增生有影响（Maguire et al. 1986）。苯妥英在肝脏P450酶的作用下，代谢（水解）成为5-（4-羟基苯基）-5-苯基乙内酰脲（4-HPPH）。这种代谢产物已被证明能诱导猫的牙龈增生（Hassell & Page 1978）。抗惊厥药物如苯巴比妥、扑米酮、卡马西平可以诱导肝P450同工酶，如果与苯妥英联用会增加血清4-HPPH的浓度。这可能解释了接受多次抗惊厥治疗患者的牙龈增生发生率增高的现象。

牙周变量

不论最初服用何种药物，菌斑指数和牙龈炎症的升高都会加重药物性牙龈增生的表达［for review，see Seymour（1991）；Seymour & Heasman（1988）；Seymour & Jacobs（1992）］。这些发现可能提示了患者的口腔卫生是引起药物性牙龈增生的一个重要风险因素（Ellis et al. 1999；King et al. 1993；Pernu et al. 1992；Somacarrera et al. 1994；Thomason et al. 1995；Thomason et al. 1996；Thomason et al. 1993），但是也有结论相反的研究（Schulz et al. 1990；Seymour et al. 1987；Wondimu et al. 1993）。此外，大多数支持菌斑和牙龈增生之间存在关系的证据来自横断面研究，目前尚不清楚是否菌斑是牙龈增生的促进因素或必然引起牙龈变化。然而，当牙齿由于存在其他附加结构（如正畸附件）而妨碍清洁时，牙龈增生的发生率就会升高（Daley et al. 1991）。一项纵向临床试验研究了口腔卫生方案对环孢素诱导的牙龈增生的影响（Seymour & Smith 1991）。结果发现有口腔卫生维护的实验组和对照组在器官移植后6个月均出现了明显的牙龈变化，但口腔卫生维护组的变化幅度不大。口腔卫生治疗虽然对患者有益，但并不能预防牙龈增生的发生。在最近关于100名器官移植患者的研究中，器官移植后的前6个月患者的口腔卫生得到了明显改善（Somacarrera et al. 1994）。尽管对比基线值患者口腔卫生得到了改善，但仍有43%的患者出现了牙龈增生，并且菌斑指数和牙龈炎评分与牙龈增生显著相关。Stone和他的同事报道了在50例未服用环孢素的对照组多发性硬化症患者中，牙龈增生的患病率很高（36%）（Stone et al. 1989）。研究显示，这些患者普遍存在的手指的灵巧性受损，而所有患者牙龈组织轮廓的变化可能是由于

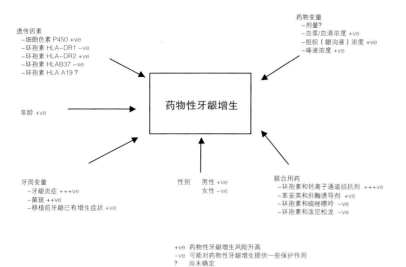

遗传因素
－细胞色素 P450 +ve
－环孢素 HLA–DR1 –ve
－环孢素 HLA–DR2 +ve
－环孢素 HLAB37 –ve
－环孢素 HLA A19？

年龄 +ve

药物性牙龈增生

药物变量？
－剂量？
－血浆/血清浓度 +ve
－组织（龈沟液）浓度 +ve
－唾液浓度 +ve

牙周变量
－牙龈炎症 +++ve
－菌斑 +ve
－移植前牙龈已有增生症状 +ve

性别　男性 +ve
　　　女性 –ve

联合用药
－环孢素和钙离子通道拮抗剂 +++ve
－苯妥英和肝酶诱导剂 +ve
－环孢素和硫唑嘌呤 +ve
－环孢素和泼尼松龙 –ve

+ve 药物性牙龈增生风险升高
–ve 可能对药物性牙龈增生提供一些保护作用
？ 尚未确定

图1　已确定的可能影响药物性牙龈增生的风险因素的汇总

药物治疗以外的其他因素造成的。总而言之，恰当的口腔卫生可能会减少环孢素引起的牙龈增生的严重程度，其原因可能是病变的炎症成分被消减了。改善口腔卫生本身并不能预防牙龈增生的发生。

有研究调查了在恰切的药物治疗前，患者的牙周状态是否与牙龈增生有关。如前所述，这些临床研究集中在器官移植患者身上。在一组肾移植患者中，牙龈出血的存在显著地增加了发生牙龈增生的风险（Pernu et al. 1992）。这项研究还表明，牙龈增生的发生同时与菌斑和龈下牙石存在密切的关系。然而，这两种因素并没有提高牙龈增生的风险。最近一项研究（Varga et al. 1998）评估了器官移植前患者牙周状况对移植后牙龈增生的影响。他们的结果表明，移植前表现为增生性龈炎的患者移植后很可能发生更严重的牙龈变化。这表明的牙龈组织（或成纤维细胞）具有对菌斑引起的炎性改变和环孢素的"易感性"。

牙周变量，特别是菌斑和牙龈炎症，对于钙离子通道拮抗剂引起的牙龈增生的表达也是重要的风险因素。许多以往的横断面研究已经取得了一些证据（Bullon et al. 1995；Bullon et al. 1996；Neumann et al. 1996；

Tavassoli et al. 1998）。这些研究共识为：对于钙离子通道拮抗剂引起的牙龈增生，牙龈的炎症程度似乎是一个重要的风险因素。值得注意的是，在服用硝苯地平治疗心血管疾病患者中，没有进行血液透析患者的牙龈变化比进行血液透析的患者更为明显。

遗传因素

成纤维细胞的异质性仍然是牙龈组织对各种导致牙龈增生药物呈现不同反应的关键因素之一。虽然这可以解释体外实验的结果，但其在临床上识别"风险患者"的价值有限。牙龈成纤维细胞显型没有临床标记物。遗传的易感体质可影响苯妥英、环孢素和硝苯地平的代谢，这是因为这3种药物都由肝细胞色素P450酶进行代谢。由于细胞色素P450基因表现出相当的多态性，从而导致酶活性的个体间变异很大。这种药物代谢方面的遗传变异可能影响患者血清和组织的药物浓度，进而影响牙龈反应。虽然细胞色素P450的多样性可能是药物性牙龈增生的风险因素，但在临床上评估这一点是完全不现实的。

与药物性牙龈增生有关的一个遗传标记是人淋巴细胞抗原（HLA）。对这种标记的研究仅局限于器官移植的患者，因为他们的HLA显型是在

移植前就已经确定的。一些研究探究了HLA表达与药物性牙龈增生发生率之间的关系（Cebeci et al. 1996a；Margiotta et al. 1996；Pernu et al. 1994；Thomason et al. 1996b）。

一篇研究指出表达HLA–DR1的患者有一定抵御牙龈增生的能力，而表达HLA–DR2的患者可能增加牙龈增生的概率（Pernu et al. 1994）。不幸的是，此研究并未试图校正多重显著性测试的影响或理顺不同用药方案的影响。然而，2年后关于HLA–DR1可以起到保护作用的设想得到了一定支持（Cebeci et al. 1996a），但依然没有校正多重显著性测试的影响。另一篇研究在校正了其他已知的风险因素后，对HLA–DR2的效果进行了单独验证。然而，在修正了多重显著性测试的影响之后，其关系在5%的水平时并无显著性（Thomason et al. 1996）。

尽管通过多重显著性检验证明他们（上文所指）之间的关系并非十分密切，但关于人类白细胞抗原HLA–A19的报道依然越来越多（Margiotta et al. 1996）。到目前为止，也只有人类白细胞抗原HLA–B37被明确为重要风险因素（经多重显著性检验修正后），而实验组的患者并未发生牙龈增生（Thomason et al. 1996）。人类白细胞抗原HLA与牙龈增生之间的相关机制并不确定。此机制可能为广义牙周疾病中的分子拟态的概念（Klouda et al. 1986）或其对淋巴细胞功能的作用（Pernu et al. 1994）。这种HLA基因如此明显的相关性仅仅表现在人类6号染色体的MCH区域中的HLA基因和非HLA基因的连锁不平衡性上。

结论

任何情况下，风险因素只有在同时具有可靠性和敏感性时才有意义。从患者的角度来看，他们希望知道在用药时发生药物性牙龈增生的可能

性。对于临床医师来说，这一信息同样具有价值，但除此之外，他们还想知道这种不良反应是否会定期复发，并因此需要进一步的手术干预。这将对医患各方面产生影响，特别是对有效地治疗患者所需资源的影响。因此，对与治疗相关风险因素的了解及辨识是非常必要的。

　　导致牙龈增生的3种主要药物都是需要患者终身服用的。如果任何一种药物引起棘手的复发性牙龈增生，更换患者药物的概率似乎不大。图1总结了文献中识别出的6个"风险因素"。然而，虽然在一个研究中能够找到这些风险因素，但不可能对其严重程度进行排序或为其他研究提供额外的权重。在过去的50年中，有3种主要药物与牙龈增生有关。在过去的20年中，其中两种（环孢素和钙离子通道拮抗剂）被鉴定出来。不仅这些药物的应用机会将会逐渐增加，而且会有越来越多的其他药物发现有类似的不良反应。因此，药物性牙龈增生引起的问题也会越来越多。识别易发生这种不良反应的患者，并制定恰当的管理策略显得尤为重要。

参考文献

[1] Allman, S. D., McWhorter, A. G. & Seale, N. S. (1994) Evaluation of cyclosporin-induced gingival overgrowth in the pediatric transplant patient. Pediatric Dentistry 16, 36–40.

[2] Angelopoulous, A. P. & Goaz, P. W. (1972) Incidence of diphenylhydantoin gingival hyperplasia. Oral Surg Oral Medicine Oral Pathology 34, 898–906.

[3] Babcock, J. R. & Nelson, G. H. (1964) Gingival hyperplasia and dilantin content of saliva: a pilot study. Journal of the American Dental Association 68, 195–198.

[4] Ball, D. E., McLaughlin, W. S., Seymour, R. A. & Kamali, F. (1996) Plasma and saliva concentrations of phenytoin and 5-(4-hydroxyphenyl)-5-phenylhydantoin in relation to the incidence and severity of phenytoin-induced gingival overgrowth in epileptic patients. Journal of Periodontology 67, 597–602.

[5] Barclay, S., Thomason, J. M., Idle, J. R. & Seymour, R. A. (1992) The incidence and severity of nifedipine-induced gingival overgrowth. Journal of Clinical Periodontology 19, 311–314.

[6] Bokenkamp, A., Bohnhorst, B., Beier, C., Albers, N., Offner, G. & Brodehl, J. (1994) Nifedipine aggravates cyclosporine A-induced gingival hyperplasia. Pediatric Nephrology 8, 181–185.

[7] Bullon, P., Machuca, G., Martinez Sahuquillo, A., Rojas, J., Lacalle, J. R., Rios, J. V. & Velasco, E. (1995) Clinical assessment of gingival size among patients treated with diltiazem. Oral Surgery, Oral Medicine, Oral Pathology, Oral Radiology & Endodontics 79, 300-304.

[8] Bullon, P., Machuca, G., Martinez-Sahuquillo, A., Rios, J. V., Velasco, E., Rojas, J. & Lacalle, J. R. (1996) Evaluation of gingival and periodontal conditions following causal periodontal treatment in patients treated with nifedipine and diltiazem. Jouenal of Clinical Penodontology 23, 649–657.

[9] Casetta, I., Granieri, E., Desidera, M., Monetti, V. C., Tola, M. R., Paolino, E., Govoni, V. & Calura, G. (1997) Phenytoininduced gingival overgrowth: a community-based crosssectional study in Ferrara, Italy. Neuroepidemiology 16, 296–303.

[10] Cebeci, I., Kantarci, A., Firatli, E., Ayqun, S., Tanyeri, H., Aydin, A. E., Carin, M., Guc, U. & Tuncer, O. (1996a) Evaluation of the frequency of HLA determinants in patients with gingival overgrowth induced by cyclosporine-A. Journal of Clinical Periodontology 23, 737–742.

[11] Cebeci, I., Kantarci, A., Firatli, E., Carin, M. & Tuncer, O. (1996b) The effect of verapamil on the prevalence and severity of cyclosporine-induced gingival overgrowth in renal allograft recipients. Journal of Periodontology 67, 1201–1205.

[12] Conard, G. J., Jeffay, H., Boches, L. & Steinberg, A. D. (1974) Levels of 5,5-diphenylhydantoin and its major metabolite in human serum, saliva and hyperplastic gingiva. Journal of Dental Research 53, 1323–1329.

[13] Dahllof, G. & Mode´r, T. (1986) The effect of a plaque control program on the development of phenytoin-induced gingil overgrowth. A 2-year longitudinal study. Journal of Clinical Periodontology 13, 845–984.

2015; 42: 640–646

牙周疾病患者使用钙离子通道拮抗剂引起牙龈增生的处理、处方用药、治疗反应以及额外花费

Management of periodontal disease in patients using calcium channel blockers – gingival overgrowth, prescribed medications, treatment responses and added treatment costs

Fardal Ø, Lygre H

栾庆先 审　曾佳骏 译

摘要

目的： 牙龈增生（GO）是服用钙离子通道拮抗剂（CCBs）的一个副作用，如今钙离子通道拮抗剂对牙周疾病治疗影响的了解还很少。这篇文献的目标是评估钙离子通道拮抗剂对长期牙周维护治疗和牙周治疗结果的影响。

材料与方法： 所有在牙周基础和/或维护治疗（SPT）中使用钙离子通道拮抗剂者被纳入本研究，使用牙龈增生指数（GOI）记录患者牙龈增生情况。多种钙离子通道拮抗剂剂量及其剂量的影响用频率及牙龈增生的严重程度、治疗反应、药物替代和额外的治疗花费来评估，并计算平均值、标准差及范围。用Mann–Whitney检验来评价牙龈增生在口腔卫生状况好和差间，停用或更换钙离子通道拮抗剂前后，同一药物不同剂量间（5mg和10mg二氢吡啶），不同药物联合使用（钙离子通道拮抗剂和肾素–血管紧张素系统抑制剂（IRAS）、钙离子通道拮抗剂和非肾素–血管紧张素系统抑制剂钙离子通道拮抗剂和他汀类药物）间有无显著差异（$P<0.05$）。

结果： 124位患者（58位女性，66位男性，占患者总数的4.6%）服用钙离子通道拮抗剂。评估了其中103位患者，平均年龄为66.53岁（标准差为9.89，范围为42~88岁），观察时间为11.30年（标准差为8.06，范围为1~27年）。89位患者有牙龈增生，其中75位牙龈增生的患者需要治疗。停用或者更换钙离子通道拮抗剂都可使牙龈增生显著减少（$P=0.00016$，$P=0.00068$）。口腔卫生好和差之间没有差异（$P=0.074$），药物剂量以及不同药物联合使用之间也没有差异。手术治疗比非手术治疗控制牙龈增生更有效。平均每个患者每年有0.11颗丧失。42位患者牙龈增生需要重新治疗，导致每位患者额外花费13471欧元，约106165人民币（打折4177欧元，约32885.5人民币）。

结论： 大部分使用钙离子通道拮抗剂的患者（86.4%）有牙龈增生，其中47.2%在维护治疗过程中复发，需要再次治疗，产生额外的花费。长期观察中，牙丧失的数目在使用钙离子通道拮抗剂的患者中，比不使用钙离子通道拮抗剂的其他患者要高。

关键词： 钙离子通道拮抗剂；牙龈增生维护治疗；牙周疾病；治疗花费

牙龈增生在使用钙离子通道拮抗剂的患者中发生率为6.3%~83%（Barak et al. 1987；Tagawa et al. 1990；Akimoto et al. 1991；Fattore et al. 1991；Burkes et al. 1992；Ellis et al. 1999；Hallmon & Rossmann1999），钙离子通道拮抗剂用于治疗高血压、心绞痛和心律失常。文献报道有许多不同的治疗方法减少或消除牙龈增生。然而，如今对使用钙离子通道拮抗剂牙周疾病患者牙周治疗的长期疗效了解还很少。

钙离子通道拮抗剂抑制细胞的L型钙离子通道，根据生理作用主要分为两类：二氢吡啶类，二氢吡啶是血管舒张剂，对血管渗透率可能不起作用或者促进的作用。再根据半衰期和收缩性能细分为3类：（1）短效——硝苯地平（充液胶囊）；（2）长效伴有轻度心脏抑制作用——非洛地平、伊拉地平、尼卡地平、硝苯地平胃肠道治疗系统（GTIS）和尼索地平片薄膜衣（CC）；（3）长效不伴有心脏抑制作用——氨氯地平和拉西地平。非二氢吡啶类，比如维拉帕米和地尔硫䓬，可以减少血管渗透率，影

响心脏收缩和传导（Triggle 2003）。

牙龈增生更常见于使用二氢吡啶类药物的患者中，以牙龈结缔组织中的细胞外基质累积为特征（Yamasaki et al. 1987），通常发生在第一个月（Tam & Wandres 1992）。有人认为增大剂量会引起更多的牙龈增生（Barak et al. 1987），但是也有文献不支持这个说法（Akimoto et al. 1991；James & Linden 1992 or Tam & Wandres 1992）。

钙离子通道拮抗剂其他的副作用包括头痛、头晕、脸红、便秘

和外周水肿，发生率为10%～20%（Abernethy & Schwartz 1999；Pedri-nelli et al. 2001）。当二氢吡啶和肾素–血管紧张素系统抑制剂联合使用时，可以降低水肿的发生（Weir et al. 2001；Makani et al. 2011a, b），这是由于肾素–血管紧张素系统抑制剂使血管扩张，减少了组织液在毛细血管床的潴留。现在还不清楚牙龈增生是否也部分因为水肿，以及附加使用肾素–血管紧张素抑制剂是否可以减少增生。

牙龈增生的机制还不是很清楚，如今有炎症和非炎症机制的理论，非炎症理论认为由于叶酸摄取的增加导致胶原酶活性缺乏（Brown et al. 1990），阻碍肾上腺皮质中醛固酮的合成，负反馈提高促肾上腺皮质激素（ACTH）的水平（Nyska et al. 1994）和上调角质细胞生长因子（Das & Olsen 2000）。炎症理论认为龈沟液中药物聚集引起直接的毒性作用，继而引起炎症的发展，这过程或许与菌斑有联系（Van der Vleuten et al. 1999），炎症会上调多种细胞因子，尤其是TGF-β1（Border & Noble 1994）。

在最近关于牙龈成纤维细胞信号传导通路的综述中，认为牙龈增生的分子和细胞特征与致病药物的功能有差别（Trackman & Kantarci 2015）。

在挪威，人群中使用钙离子通道拮抗剂的数量随着年龄的增长而增多，主要开始于40～50岁，到80～90岁时达到峰值，约为25%（Lygre 2014）。

许多来自同一诊所的研究报告了牙周和种植治疗的长期效果、费用以及患者的投入（see Fardal & Grytten 2014 for overview），这种场所提供了理想的机会来研究钙离子通道拮抗剂对牙周疾病治疗的影响。本研究评估这些患者的治疗质量，实验设计与这一系列研究相似，保证了研究的研究质量。

本研究的目的是评估特定的钙离子通道拮抗剂的类型以及剂量对牙龈增生的严重程度、治疗反应、治疗结果、替代物和额外治疗花费的影响。假定这些患者有牙龈增生，且长期随访牙龈增生复发，估计长期治疗效果不如未用钙离子通道拮抗剂的患者。

材料与方法

纳入标准

1986—2014年间，所有在临床上被诊断为慢性牙周炎，并且接受了研究者牙周基础治疗的患者按照以下纳入标准进行筛选：基础治疗和/或维护治疗过程中使用或使用过CCBs（美国牙周病学学会的Ⅳ型和Ⅴ型成人牙周炎分类标准在1986—1999年间被用于筛选患者）。

干预

SPT前的治疗

所有患者完成相同的牙周基础治疗，包括非手术治疗和根据后面所述标准进行的手术干预。基础治疗包括口腔卫生宣教、洁治、用标准刮治器刮治和根面平整，并且都不进行局部麻醉。全口的治疗在2～4周完成，口腔卫生的重复强化因人而异。基础治疗结束后6周复诊仍有探诊出血及持续深牙周袋的（≥7mm），进行牙周手术（Fardal & Grytten 2013）。增生的范围以及非手术和手术治疗后的愈合情况用来评估是否需要停用或更换药物。

基础治疗后的SPT

维护治疗的复诊由专家医师和全科口腔医师交替进行，SPT计划书面会供相关的牙医和患者签署，每次实施SPT中都会进行洁治刮治，根面平整以及抛光。

再治疗

再治疗被定义为超过上述SPT的内容，包括非手术治疗和/或手术治疗。再治疗在以下两种情况施行，第一个是有深牙周袋（≥7mm）伴有探诊出血，另一个是连续3次SPT复诊中牙周袋深度变深≥3mm伴有持续性的探诊出血。

在维护过程中，对探诊深度变深和/或牙龈增生的位点进行反复的刮治和根面平整，如果剩余龈下牙石不能通过非手术方法去除，并伴有持续的炎症状态或持续显著的牙龈增生，就进行手术干预，手术包括牙龈切除术、改良Widman翻瓣术、激光和/或电刀切除手术。再治疗是根据Fardal及Linden（2005）文献描述进行的。另外，全身抗生素治疗用于预防牙周疾病的急性发作（有显著肿胀和溢脓的牙周脓肿）。

变量

以下数据均匿名采集自各个患者：性别、年龄、既往史、吸烟史（初诊时每天吸烟的数目）、SPT的时间、初诊时牙齿数目、缺牙数目。口腔卫生状况根据菌斑分布的数量，在每次SPT复诊时由医师评估，这样可以获得整个研究过程中的大体情况。口腔卫生情况的评价有以下几个等级：好相当于没有或几乎没有菌斑；中等相当于有少量的菌斑存在（覆盖牙冠颊/舌面不超过颈1/3），或孤立位点大量菌斑（覆盖牙冠颊/舌面多于颈1/3）；差相当于大量菌斑（覆盖牙冠颊/舌面多于颈1/3）。大体的口腔卫生情况是研究过程中重要的指标（Fardal & Linden 2005）。GO的增生情况及治疗情况的分类见表2，CCB的剂量和类型、使用了多少年、何时停止使用、何时改变过剂量或更换其他药物、GO分类的改变、不停止/不更换药物的理由、治疗效果、SPT过程中再治疗的效果和花费、预期未来控制GO所要的花费，都会被记录下来。

牙龈增生的评估

计算变量的均值，标准差和范

围，GO的测量根据垂直牙龈增生（GOi）和水平Miranda & Brunet指数（MBi）（Miranda et al. 2001；see also review by Miranda et al. 2012）。这些指数包括以下几个测量值：0（没有增生），1（轻/中度）和2（重度）。这些指数描述牙龈增生的程度不以牙龈增生的分布和治疗需要为参照。为了对每位患者牙龈增生情况和治疗需要描述更加精确，有必要在这些指数上补充些内容，如增生是广泛还是局限的，是否需要更积极的治疗。因此对牙龈增生程度描述的指数进行了改进（表2）。牙龈增生分度用来衡量平均的牙龈增生指数（GOI），当患者口内不同区段的增生程度不同时，选取最高的程度。

由于这些数据不是正态分布，因此用非参数Mann-Whitney检验来进行判断（P<0.05），分析口腔卫生情况好坏二者的牙龈增生程度，停用或更换CCB前后间，不同剂量间（5mg和10mg二氢吡啶）和不同药物联合使用间（CCB和IRAS，CCB和非IRAS，CCB和他汀类药物）是否存在显著性差异。

计算治疗的额外花费

再治疗的额外花费根据2014年挪威社区牙科手术和非手术治疗收费标准计算。另外，预期以后每年控制GO的额外花费也是根据2014年标准计算。医师评估假如持续使用CCB时每年为了控制GO需要的额外治疗的数目。患者的复诊年龄平均为66.53岁，平均观察时间为11.30年，如果减去1年的基础治疗时间，SPT的平均开始年龄为56.53岁，挪威人的平均寿命为80.60岁（Fardal et al. 2012），留有24.37年的SPT时间。总共花费包括再治疗和预期每年的花费，时间长于24年的贴现率为5%。

结果

描述性统计

一共有124位患者（58位女性，66位男性）使用或曾经使用CCBs，相当于患者总数的4.6%，其中21位患者（11位女性，10位男性）没有采集到足够使用药物的信息，所以研究总共纳入了103位患者。那21位患者中，11位使用药物大于20年，无法从患者或者医师获得准确的记录，6位退出SPT，3位死亡，1位没有完成基础治疗。4位患者是新加入的，因此没有随访记录。平均年龄66.53岁（SD 9.89，范围42～88），平均观察时间11.30年（SD 8.06，范围1～27），16位患者有1型或2型糖尿病，7位患者有心血管疾病，11位患者有其他疾病。研究设计的牙齿共有2485颗，平均24.12颗（SD 4.58，范围9～31）（表1）。

表1　研究中服用钙离子通道拮抗剂的牙周炎患者治疗效果的描述性统计数据（GOI，牙龈增生指数）。好和差的口腔卫生状况之间没有显著性差异（P=0.074）

变量	标准差（SD），范围
患者数目	124（患者总数的4.6%）58位女性，66位男性
分析的患者数目	103
	55位女性，58位男性
平均复诊年龄	66.53岁（SD 9.89，范围：42～88）
平均观察时间	11.30年（SD 8.06，范围：1～27）
初诊时平均牙数目	24.12颗（SD 4.58，范围：9～31）
平均缺牙数目	1.29颗（SD 2.80，范围：0～16），每人每年0.11颗
可能由CCB诱发增生的患者数目	0
好的口腔卫生状况	19（2.05 GOI）
中等的口腔卫生状况	74
差的口腔卫生情况	10（3.10 GOI）
初诊时诊断为中重度牙周炎的患者数目	103
吸烟的患者	25

表2　牙龈增生描述和治疗的分类。此外，细分的分类是用于定位主要增生的位置：Cr：冠边缘；F：充填体边缘（9位患者的牙龈增生主要在冠和充填体边缘）

	牙龈增生描述和治疗的分类	数目（共有103）
0	没有牙龈增生	14
1	个别位点的轻度增生	
	（a）不需要治疗	9
	（b）需要治疗	4
2	广泛轻度增生	
	（a）不需要治疗	5
	（b）需要治疗	26
3	个别位点显著增生需要治疗	22
4	广泛显著增生需要治疗	23
	总共	103
	平均牙龈增生指数（GOI）	2.26

表3 使用CCB情况的描述性统计，CCB和IRAS，CCB和非IRAS，CCB和他汀类药物联用间没有显著性差异（P<0.05）

平均使用CCB时间	8.87年（SD 5.60，范围 1～25）
基础治疗前使用CCB的患者数目	54
基础治疗前使用CCB的平均时间	5.64年（SD 3.67，范围 1～19）
维护治疗中使用CCB的平均年数	8.84年（SD 4.66，范围 2～18）
维护治疗中停止使用CCB的平均年数	11.42年（SD 4.13，范围 5～18）
10mg二氢吡啶n=54	2.48 GOI
5mg二氢吡啶n=35	2.00 GOI（P=0.074）
非二氢吡啶n=4	1.00 GOI
剂量逐渐增多（二氢吡啶由5mg到10mg n=7）	5位患者无差异，2位患者有显著性增加
停止使用CCB（n=11，基础治疗4，维护治疗7）	3.45～1.45 GOI（P=0.00016）
更换CCB（n=25，IRAS 20，β受体拮抗剂2，CCB 2，利尿剂1）	3.20～1.84 GOI（P=0.00068）
CCB与IRAS联合（n=44）	2.29 GOI
CCB与非IRAS联合（n=59）	2.24 GOI
CCB与他汀类药物联合（n=47）	2.06 GOI

表4 SPT过程中牙龈增生复发患者所使用的药物

医师不能更换/停止使用CCB	14
基础治疗后愈合良好，仍继续使用CCB	11
需要更换/停止使用CCB	7
患者拒绝更换药物	4
停止/更换后重新使用CCB	3
CCB更换为IRAS或β受体拮抗剂	2
停止使用CCB	1
总数	42

牙龈增生

89位患者（86.4%）有牙龈增生，其中75位需要治疗，增生的范围及分布见表2。停用或者更换CCBs可以分别使牙龈增生减少（P=0.00016，P=0.00068），然而，并不能消除增生，停用CCB使GOI从3.45降低至1.45，更换药物使GOI从3.20降低至1.84。

口腔卫生好坏间的牙龈增生情况没有显著性差异（P=0.074）。药物剂量和联合用药对牙龈增生都没有影响。手术治疗比非手术治疗可以更有效减少牙龈增生。CCBs和其他用药情况对牙龈增生的作用见表3。

联合用药

25位患者使用了阿司匹林，47位用了他汀类药物，47位使用了IRAS，14位使用了利尿剂，27位使用了β受体拮抗剂，32位患者使用了其他类型的药物。

不能停用/更换CCBs的原因

32位患者有显著性牙龈增生，但不停止或者更换CCB，其中14位是因为内科医师认为不能更换，14位还处于牙龈增生的复诊治疗阶段，并尚未经内科医师治疗，4位拒绝更换药物。

重新使用CCB

9位患者停用或者更换了CCB，但在1年内重新使用CCB，这是因为内科医师认为其他药物不能有效控制他们的高血压。

再治疗

55位患者在观察期间需要再治疗，所有这些患者开始的时候接受了非手术治疗，只有2位的牙龈增生情况愈合良好，其余都接受手术治疗。23位患者接受牙龈切除术或是改良Widman翻瓣术，31位接受了电刀切除，4位接受了激光切除。平均有3.11（范围1～8）次手术治疗。

牙龈增生复发，治疗和花费

42位患者有顽固的牙龈增生复发，分类从0、1a、2a变为1b、2b、3或4（表2）。医师认为其中37位每年需要接受1次手术治疗，5位每年需要2次手术治疗来控制牙龈增生的复发。手术治疗比非手术治疗可以更有效减少牙龈增生。

牙龈切除术/改良Widman翻瓣术，电刀切除和激光切除的临床效果没有明显的差异。牙龈增生复发的群体特点见表4。以2014年的标准，再治疗的额外花费为1530欧元，预计未来每年为了控制牙龈增生的额外花费为490欧元（约3882人民币），总花费为490×24.37+1530=13471欧元（约106165人民币）。大于24年减少5%，总数为4177欧元（约32919人民币）或是每年174欧元（约1371人民币）。

长期疗效

使用CCBs的患者长期缺牙数为133颗牙，平均每人1.29颗（SD 2.80，范围0～16），相当于平均每人每年0.11颗，是以往文献报道的3倍多（Fardal et al. 2004）。如果使用CCBs与高缺牙数有关的话，那么患者还需要面临修复缺失牙的额外花费。

特殊情况

3位不使用CCBs的患者有显著的牙龈增生并且有复发，其中2位不使用任何类型的特定药物，1位使用IRAS。

讨论

这个研究主要的发现是，使用CCBs的患者进行牙周专业治疗和维护时，大部分患者需要相当多的额外治疗和花费。103位患者中有89位有CCB诱导的牙龈增生，75位需要治疗。基础治疗后，有42位患者在SPT过程中有牙龈增生复发。

停用或者更换CCBs均可使牙龈增生减少，然而，并不能消除增生，表明药物有不可逆的作用。

口腔卫生状况好者的牙龈增生比口腔卫生情况差者要轻，但是二者间没有统计学差异。尽管个别患者使用非二氢吡啶类药物，但明显这些药物引起的牙龈增生微小，甚至没有。不同的药物剂量不会影响牙龈增生的程度，这与Akimoto等（1991）、James及Linden（1992）、Tam及Wandres（1992）的研究结果相一致。

有文献认为CCBs与IRAS联合使用可以减少外周水肿（Weir et al. 2001；Makani et al. 2011a，b），但是在本次研究中这种联合使用对牙龈增生没有影响，表明牙龈增生与外周水肿没有关系。同样，联合使用他汀类药物与CCBs对牙龈增生也没有影响。有人认为他汀类药物可降低牙周疾病的严重程度，这是错误的，Saver等（2007）的综述已经证实这点。探究他汀类药物对牙周疾病的作用不是本次研究的范围，然而，因为本研究有大量的患者正在使用他汀类药物，可以发现长期的缺牙数目

是以往文献报告的3倍（Fardal et al. 2004）。因此，他汀类药物与CCBs联合使用时，对牙周疾病没有起到任何保护作用。

由于研究设计以及许多混杂因素，不能确定药物的使用引起缺牙数目的上升。

有文献认为，阿奇霉素可以减少环孢素引起的牙龈增生（Wahlstrom et al. 1995），本研究中没有使用阿奇霉素。

从临床的角度来看，最具挑战性的方面是对长期复发患者的治疗，这些患者在维护期间需要面临相当多的额外治疗和花费。这些患者具有多样性，有一些是不能或者不愿意停用或者更换CCBs，有一些在基础治疗时疗效很好，但是长期维护后牙龈增生复发，临床医师仍需要在内科医师做出治疗之前进行评估。

有文献认为停用或更换CCBs应该是治疗牙龈增生的一线治疗方法（Livada & Shiloah 2014），但这种方法并不总是可行。许多患者或者内科医师不能更换或者停止特定的药物使用。另外，许多患者不得不再次使用CCB，因为更换的药物不能有效控制他们的高血压，这就意味着这些患者有可能在停用或是更换CCB后有不可控制的高血压。因此，局部治疗应该在更换药物前实施。

这个研究提供了一个新颖的方式来评估CCB诱导的牙龈增生。通过使用牙龈增生指数（GOI），可以从临床和统计学上量化和分析牙龈增生的差异，因此，可以评价特定药物、剂量、联合使用、更换、停止使用和口腔卫生状况对牙龈增生的作用。

本研究设计有许多固有的缺点：（1）回顾性队列研究中的变量不是事先决定的，这些数据很少能用于前瞻性研究。（2）关于潜在混杂因素

的数据可能不足或者是丢失。（3）尽管尝试减少失访率，但这仍是研究设计的缺点之一。（4）设置了由相同患者群体组成的对照组，但没有同时匹配年龄、性别、余留牙数、严重度、吸烟等因素。（5）研究设计中的治疗方法和患者管理存在很大的异质性，尤其是对于口腔卫生状况的评价，手术和再治疗的需要，都有内在的不准确性，没有固定准确的标准。（6）很难量化偏移，因为研究是在一个私立诊所进行，具有特殊区域特点。（7）内科医师开药的习惯有地域和国家的特点，很难统一。

需要更多来自不同诊所、医院和学院的研究来证实或者推翻现在的结论。

这个研究的优点是由相同的专家诊断、治疗和长时间观察。以往有一些研究用医疗登记来评估副作用（Kaur et al. 2010；Bondon-Guitton et al. 2012）。几乎没有文献报道关于如何长期管理这些患者的。考虑到使用CCBs的患者数量（Lygre 2014），他们的年龄段正好也是牙周疾病的目标年龄，这个研究提供了一个有效的管理这些患者的方法。有趣的是，没有口腔科医师告诉患者可能是CCB诱发的牙龈增生，因此看来有必要提高临床医师对CCBs副作用的认识。

总之，多于75%使用CCBs的患者在牙周治疗过程中需要治疗牙龈增生。大部分患者在开始的牙周治疗中需要手术治疗来去除或者减轻牙龈增生。停止或者更换为非CCB的降压药可以显著减少牙龈增生。接近一半的患者有长期的牙龈增生复发，在维护阶段需要相当多的额外治疗。使用CCB的患者的长期失牙数，要显著高于其他文献报道的相同条件下治疗的患者的失牙数。

2005; 32: 846–850

Journal of
Clinical
Periodontology

牙周治疗对于环孢素A诱导的牙龈增生严重程度的有效性

Effectiveness of periodontal therapy on the severity of cyclosporin A-induced gingival overgrowth

Aimetti M, Romano F, Debernardi C

章锦才 审　董潇潇 译

摘要

目的：本项研究的目的是为了评估对因牙周治疗在一组接受环孢素A（CsA）治疗并且表现出严重牙龈增生（GO）的移植患者中的临床效果。

材料与方法：21位患者接受了口腔卫生指导、龈上和龈下刮治以及牙周维护治疗，并且观察了12个月。基线、治疗后6个月以及12个月时记录了全口菌斑指数（FMPS）、全口出血指数（FMBS）、牙周探诊深度以及牙龈增生程度（GO以Seymour表示）。

结果：统计学评估显示所有临床变量都较基线时显著降低。基线时，21位接受治疗的患者中的18位（85.71%）临床表现出显著的增生。最初的前牙区段GO评分为2.38 ± 1.92，后牙区段为1.29 ± 1.59。治疗后12个月，前牙区段GO评分降低为0.56 ± 0.83，后牙区段降低为0.45 ± 0.84（P<0.001）。前牙区和后牙区治疗后GO严重程度的差异分别为1.82和0.84，同时伴有前牙区42%以及后牙区34%的FMPS和FMBS降低。

结论：对于接受CsA治疗的患者，对因牙周治疗以及规律维护治疗能够有效解决炎症并且消除手术治疗的需求。

关键词：对因牙周治疗；环孢素A/不良反应；牙龈增生/病因

牙龈增生代表了环孢素A（CsA）治疗的多种令人不悦的副作用中的一项（Seymour & Jacobs 1992）。接受CsA治疗的移植患者中出现牙龈增生（GO）的概率在6%至81%之间（Pernu et al. 1992; Dongari et al. 1993; Somacarrera et al. 1994）。这种个体易感性的差异可能是大量患者间变量的作用结果，例如：CsA治疗的剂量、持续时间、同时使用的其他药物、年龄、免疫变化、基因易感性、系统性疾病以及菌斑控制水平（Somacarrera et al. 1994; Seymour et al. 1996; Seymour et al. 2000）。

菌斑生物膜在GO发病中的重要性已经被广泛研究。但是目前并未建立菌斑诱导的牙龈炎症与环孢素诱导的牙龈增生之间的明确相关性（Somacarrera et al. 1994; Pilatti & Sampaio 1997; Afonso et al. 2003;

Romito et al. 2004）。此外，文献对于家庭和专业菌斑控制对牙龈增生的作用尚未达成一致结论。一些学者曾经观察到，强化口腔卫生护理、龈上和龈下洁治与CsA GO改善之间的正相关关系（Darbar et al. 1996; Somacarrera. 1997; Santi & Bral 1998; Kantarci et al. 1999），而另外的研究则未能证实这些联系（Seymour & Smith 1991; Pernu et al. 1993; Montebugnoli et al. 1996）。至于与初始牙周治疗时间相关的效果，除了Santi及Bral的研究（1998），目前并无研究分析过CsA增生牙龈组织6个月以上的反应，现有研究又或只聚焦在前牙区段。

因此，本项研究的目的是评估对因牙周治疗和维护治疗对于临床表现出明显由CsA诱导的GO患者12个月的临床效果。

材料与方法

患者选择以及牙周状况的评估

21位器官移植患者［5位女性和16位男性；平均年龄（51.95 ± 13.19）岁，25～66岁不等］被连续安排参加本项研究。这些患者因患CsA诱导的GO被转诊至都灵大学牙科学院牙周病学系。11位患者曾接受肾移植，5位患者曾接受肝移植，5位患者曾接受心脏移植。患者曾接受CsA免疫抑制治疗方案（Sandimmun Neorals, Sandoz Wander Pharma S.A., Brunnmatstrasse, Berna, Switzerland），平均为期7.86（范围3～14）年，剂量在125至400mg/d之间（平均215.48 ± 89.26）。平均全血CsA水平为（147.14 ± 67.88）ng/mL。一位肝脏受体患者和一位心脏移植患者接受了CsA和糖皮质激素（5mg/d及10mg/d）联合用药治疗。7位肾移植受体患者使用糖皮质激素（2.5～10mg/d）和硫唑嘌呤（50～75mg/d）补充CsA，1位患者使用硫唑嘌呤进行补充，具体取决于移植的用药策略。由于药物的骨髓毒性副作用，3位肾移植患者的用药从硫唑嘌呤转换为霉酚酸酯。

所有患者均不吸烟、在移植之后未接收任何牙周治疗、未患有任何导致GO的系统性疾病，并且拍摄了一系列X线片及进行了临床评估确诊无任何骨吸收。开展研究前，每位患者都签署了知情同意书。都灵大学医学院伦理委员会批准了研究计划。

初始检查（基线）时，牙周评估包括如下检查：全口菌斑指数（FMPS）、全口出血指数（FMBS）以及在每颗牙6个位点使用Williams 0探针（Hu-Friedy，Chicago，IL，USA）记录探诊深度（PD）。在整个研究阶段，所有的临床记录都由同一位研究者进行。

研究人员在石膏模型上根据Seymour等（1985）所描述的评分方法对GO程度进行数值评分。研究人员对评分方法加以延伸，即记录全部的邻面位点，而并不仅限于上下前牙区段（尖牙到尖牙）。研究人员对每个牙间乳头（牙龈单位）都给出一个GO评分，此评分由两部分相加合成。第一部分以3个等级打分法测量颊侧和舌侧的牙龈增厚程度（0=正常宽度，1=增厚至2mm，2=增厚超过2mm）。第二部分为测量牙龈组织覆盖相邻牙齿牙冠颊舌面的程度，从0（无增生的临床证据）至3（增生覆盖3/4的牙冠）。研究人员未测量最末磨牙远中的牙龈乳头以及与无牙颌空隙相邻的位点。

研究人员分别记录了前牙区段和后牙区段的GO评分。前牙和后牙的GO评分以均数±标准差的形式记录，而前牙牙龈单位则以百分比形

式表达（Seymour et al. 1985）。GO评分>30%的患者被记录为反应者（Thomason & Seymour 1990；Seymour & Smith 1991）。此外，我们还测量了冠-根向的牙龈增生程度，即以毫米（mm）为单位测量膜龈联合至所有牙间乳头基底（MGJ-B）和顶端（MGJ-A）的距离。

牙周治疗

研究伊始，在记录完毕基线参数后，患者接受了口腔卫生指导、超声和手动器械的龈上和龈下刮治。增生的牙龈组织轮廓变形，使得患者难以实施有效的家庭日常菌斑控制，这就需要依据个体解剖特点进行口腔卫生护理技术和工具使用方面的指导，并且在复诊和洁治时进行高频的菌斑控制。

由于患者的感染易感性增加（Guggenheimer et al. 2005），根据器官移植中心的建议，所有的治疗都在抗生素保护下进行（术前1小时阿莫西林2g）。

完成对因牙周治疗后，患者都被纳入复诊维护体系，观察了12个月。维护治疗包括口腔卫生指导的强化以及每2个月进行的全口洁治。

6个月和12个月时，对所有患者都再次进行评估。研究人员记录了牙周变量。

统计学分析

GO、MGJ-A和MGJ-B的统计学分析研究单位为牙间乳头，而对于PD则计算每颗牙齿周围记录的6个数值的平均数值。研究人员利用Bonferroni检验比较基线、6个月和12个月之间PD的差异；利用Dunn检验比较基线、6个月和12个月之间GO的差异。研究人员利用单因素方差分析和Tukey检验分析MGJ-A和MGJ-B的变化，利用Student t检验检测FMPS和FMBS的配对样本。P<0.05为临界值。

结果

所有患者都完成了研究。基线时，21位患者中的18位（85.71%）存在临床GO（GO≥30%），被认为是反应者。本项研究总共检查了507颗牙齿和834个牙龈单位。前牙区段352个牙龈单位中的272个单位（77.27%）以及后牙区482个牙龈单位中的261个单位（54.15%）存在增生。前牙区平均GO评分为2.38±1.92（40.81%±17.1%），后牙区平均GO评分为1.29±1.59。受累位点的GO严重程度以Seymour指数表示，如表1和表2所示。

所有患者后牙区段和19位患者（90.5%）的前牙区都显示了一定数量的评分为1度的增生牙龈位点。19位患者（90.5%）的前牙区和17位患者（80.9%）的后牙区存在评分为2～3的位点。此外，18位患者（85.7%）的前牙区和12位患者（57.1%）的前磨牙、磨牙区有将近1个牙龈单位GO评分为4～5。

使用我们最初的评分方法，MGJ-B平均值为（4.9±3.9）mm，MGJ-A平均值为（8.3±2.3）mm（表3）。

6个月时，所有患者均对牙周治疗反应良好，GO评分<30%（平均值13.29%±7.14%）。52%的前牙（表1）和65.8%的前磨牙区、磨牙区（表2）牙龈单位仍未被累及。前牙区GO降至0.77±1.0，后牙区GO降至0.66±1.08，降低量具有统计学显著意义（P<0.001）。GO评分的降低伴随着MGJ-A和MGJ-B数值的降低。MGJ-A数值降低至（5.9±1.6）mm，而MGJ-B数值降低至（3.5±1.1）mm，与基线相比差异具有统计学显著意义（P<0.0001）。

研究期间，由于治疗效果的显现，所有的牙周指标（FMPS、FMBS、PD）均显著降低（表3）。牙周治疗6个月后，FMPS自56.47%±18.17%降至

表1 基线（T0）、6个月（T6）以及12个月（T12）时，前牙区段Seymour指数表示的牙龈增生（GO）的严重程度

GO评分	T0		T6		T12	
	患者数量（%）[*]	牙龈单位数量（%）[†]	患者数量（%）[*]	牙龈单位数量（%）[†]	患者数量（%）[*]	牙龈单位数量（%）[†]
0	21（100）	80（22.7）	21（100）	183（52）	21（100）	213（60.5）
1	19（90.5）	56（15.9）	20（95.2）	86（24.4）	19（90.5）	88（25）
2	19（90.5）	61（17.3）	18（85.7）	52（14.8）	16（76.2）	40（1.4）
3	17（80.9）	33（9.4）	13（61.9）	27（8.3）	12（57.1）	10（2.8）
4	16（76.2）	31（8.8）	2（9.5）	3（0.8）	1（4.8）	1（0.3）
5	18（85.7）	91（25.8）	1（4.8）	1（0.3）	0（0）	0（0）

[*]总组的百分比
[†]检查的总牙龈单位的百分比

表2 基线（T0）、6个月（T6）以及12个月（T12）时，后牙区段Seymour指数表示的牙龈增生（GO）的严重程度

GO评分	T0		T6		T12	
	患者数量（%）[*]	牙龈单位数量（%）[†]	患者数量（%）[*]	牙龈单位数量（%）[†]	患者数量（%）[*]	牙龈单位数量（%）[†]
0	20（95.2）	221（45.8）	21（100）	317（65.8）	21（100）	345（71.6）
1	21（100）	103（21.4）	20（95.2）	67（13.9）	20（95.2）	78（16.2）
2	17（80.9）	49（10.2）	14（66.7）	50（10.4）	11（52.4）	39（8.01）
3	14（66.7）	44（9.1）	10（47.6）	35（7.3）	9（42.8）	17（3.5）
4	12（57.1）	31（6.4）	4（19）	12（2.5）	1（4.8）	3（0.06）
5	10（47.6）	34（7）	1（4.8）	1（0.2）	0（0）	0（0）

[*]总组的百分比
[†]检查的总牙龈单位的百分比

表3 基线（T0）、治疗后6个月（T6）以及12个月（T12）时检查的临床参数

	T0	P[*]（T0～T6）	T6	P[*]（T6～T12）	T12	P[*]（T0～T12）
FMPS	56.47 ± 18.17	0.000 (a)	13.52 ± 2.84	NS[§] (a)	14.06 ± 1.91	0.000 (a)
FMBS	49.2 ± 24.37	0.000 (a)	14.96 ± 4.08	NS[§] (a)	14.91 ± 2.19	0.000 (a)
GO ant	2.38 ± 1.92	<0.001 (b)	0.77 ± 1.00	<0.05 (b)	0.56 ± 0.83	<0.001 (b)
GO post	1.29 ± 1.59	<0.001 (b)	0.66 ± 1.08	<0.001 (b)	0.45 ± 0.84	<0.001 (b)
PD	3.9 ± 1.4	<0.0001 (c)	2.2 ± 0.93	NS[§] (c)	2.1 ± 0.86	<0.0001 (c)
MGJ-A	8.3 ± 2.3	0.0001 (d)	5.9 ± 1.6	NS[§] (d)	5.6 ± 1.44	0.0001 (d)
MGJ-B	4.9 ± 3.9	0.0001 (e)	3.5 ± 1.1	NS[§] (e)	3.3 ± 0.9	0.0001 (e)

FMPS，全口菌斑指数；FMBS，全口出血指数；GO ant，前牙区段评估的牙龈增生评分；GO post，后牙区段评估的牙龈增生评分；PD，探诊深度；MGJ-A，膜龈联合至所有牙间乳头顶端的距离；MGJ-B，膜龈联合至所有牙间乳头基底的距离。
结果以均数 ± 标准差表示：（a）配对样本Student t检验；（b）Dunn检验；（c）Bonferroni检验；（d）单因素方差分析；（e）Tukey检验。
[*]P<0.05为具有统计学显著意义。
[§]NS，不具有统计学显著意义。

13.52% ± 2.84%，而FMBS自49.20% ± 24.37%降至14.96% ± 4.08%，与基线相比具有统计学显著意义（P<0.0001）。PD值自基线时的（3.9 ± 1.4）mm降至（2.2 ± 0.93）mm，改善也具有统计学

显著意义（P<0.0001）。

治疗后12个月，MGJ-A、MGJ-B和PD评分十分相似（表3），前牙区段（P<0.05）和后牙区段（P<0.001）观察到显著的GO减轻。在观察期间

末期，21位接受了治疗的患者均都表现出GO评分的下降（前牙区段为0.56% ± 0.83%和9.57% ± 5.71%，后牙区段为0.45 ± 0.84）。只有2位患者的4个牙龈单位存在评分为4的情况。

前牙60.5%（表1）和后牙区71.6%的牙龈单位仍未被累及（表2）。

讨论

我们的研究显示适当的患者自身进行的龈上菌斑控制合并专业龈下刮治能有效治疗服用CsA的移植患者的牙龈增生。在观察期间末期，前牙区段GO评分从基线数值的2.38下降了1.82，而后牙区段GO评分从基线的1.29下降了0.84。被认为是反应者的18位患者中，没有任何一位患者存在GO>22%，或者前牙或后牙区段牙龈单元存在评分5的情况。此外，在1例病例中观察到牙龈增生完全消退。众多受累位点（−66.9%）的显著牙龈增生减退同时伴随着牙龈炎症减退34%以及菌斑减少42%。

已发表的关于这个课题的数据很少。目前已知的关于对因牙周治疗对于CsA GO的最佳证据来源于报告术后8周（Kantarci et al. 1999）和术后6个月（Somacarrera et al. 1997）数据的研究，并且只评估了前牙区段的临床反应。与上述研究相反，我们不但分析了前牙区段发生的牙龈变化，还分析了后牙区段发生的牙龈变化，并且将Seymour所描述的指数延伸到所有的牙间乳头。与牙龈增生分布的总体情况一致，前牙区段的受累牙间乳头数量多于后牙，而最为明显的牙龈增生位于切牙区和尖牙区的唇侧牙龈（Thomason et al. 1996）。此外，我们不仅测量了牙龈增厚量（颊舌）以及牙龈的侵占（近远中），而且还测量了从膜龈联合至每个唇侧龈乳头基底和顶端的牙龈增生的冠-根向距离。在最初6个月，我们观察到MGJ−A和MGJ−B数值的显著降低，MGJ−A数值从（8.3 ± 2.3）mm降低至（5.9 ± 1.6）mm，MGJ−B数值从（4.9 ± 3.9）mm降低至（3.5 ± 1.1）mm。而在第6～12个月，这2个数值基本保持不变。

我们的研究所报告的数据优于Kantarci等（1999）所发表的数据，Kantarci等观察到将近40%的GO和炎症数值改善，并且在47%的患者中观察到临床显著牙龈增生的停止。

研究设计的不同可能部分解释这些差异。首先，我们的患者接受了维护治疗，正如之前的研究所显示的那样（Echeverria et al. 1996；Ilgenli et al. 1999），维护治疗对于预防或减少GO的复发十分重要。此外，Kantarci等研究了对因治疗后8周增生牙龈的临床反应。为期8周的研究对于评估牙龈体积的变化来说可能时间太短，因为牙龈体积需要更长的时间才能显示出显著的改善（Montebugnoli et al. 2000）。事实上，在我们为期1年的临床研究中，最有利的效果发生在治疗后前6个月，之后时期的稳定情况则归因于随时间反复强化的口腔卫生护理以及维护洁治。唯一显示持续下降超过12个月的参数是GO。这一发现与牙周治疗后的软组织活动一致。软组织的成熟发生在初始愈合阶段后的几个月内。

这些发现为仔细监控下但由患者自身进行的菌斑控制护理和频繁复诊的重要性提供了支持。适当的家庭日常口腔护理方法的指导和激励、纳入对因治疗系统是对于存在CsA诱导的GO表现的移植患者的基本临床处理。由于其局部解剖特点以及患者较差的依从性，这一阶段可能非常复杂。在文献中，尚未就龈上菌斑控制对于CsA牙龈增生治疗的作用达成共识。事实上，一些研究者曾提出：口腔卫生护理是预防和减少移植后牙龈增生的常规方法（Rateitschak-Plüss et al. 1983；King et al. 1993；Thomason et al. 1993；Somacarrera et al. 1994），而其他的研究者则提出菌斑控制只在一定程度内对CsA GO的治疗有效（Friskopp & Klintmalm 1986；Seymour & Smith 1991；Montebugnoli et al. 1996）。在本项研究中，患者同时进行了家庭日常菌斑控制和局部刺激

物的专业清除（龈上和龈下刮治以及维护洁治）。就像Kantarci等（1999）所报告的，仅通过家庭日常口腔护理方法进行菌斑清除可能不足以控制牙龈增生的严重程度。牙龈轮廓的变化使得增生组织下方菌斑和牙结石的聚集比正常牙龈组织显著更多。此外，有效的机械菌斑清除也变得更难完成。研究显示，牙线、牙刷以及其他卫生护理工具只能清理到牙龈边缘以下有限的距离范围（Waerhaug 1981），并且只对于浅和中等深度牙周袋有效（Greenstein 1992；Sato et al. 1993）。在本项研究中，研究者指导患者使用更适合他们牙龈特点的刷牙方法和口腔卫生工具，并且小心监控他们的菌斑控制。做到高质量的家庭日常菌斑控制（FMPS大致为10%～15%）对于临床改善的长期稳定是至关重要的。

我们的数据提供了进一步的证据，证实牙龈增生的严重程度与菌斑诱导的牙龈炎症有关，并且菌斑是CsA诱导的GO发病机制的协同因素（Fu et al. 1997）。观察显示将近40%的CsA牙龈增生在本质上被认为是炎症（Hassell & Hefti 1991；Kantarci et al. 1999），这一观察支持了上面的观点，炎症位点龈沟液中的药物封存比非炎症位点更高（Ellis et al. 1995）。

此外，菌斑可能起到了蓄存作用，缓慢释放CsA并持续发挥对牙龈组织的有害作用（Niimi et al. 1990）。在这些发现的基础上，我们建议口腔卫生指导和根面刮治应该是GO治疗以及任何牙周治疗计划的第一步。这一保守的方法减少了手术治疗的需要，而手术治疗后严重GO的复发十分常见（Pernu et al. 1993；Ilgenli et al. 1999）。此外，需要手术治疗的GO临界值尚存争议（Seymour et al. 1985；Pernu et al. 1993；Inglés et al. 1999）。根据我们的经验，我们相信在对因牙周治疗后至少维护12个月之后，才能决定是否进行手术治疗。另

外，我们建议：应当根据个体患者的功能和美观要求进行评估，何种程度的GO才需要进行手术治疗。牙龈轮廓的变形会使得有效的口腔卫生措施的进行变得更为困难。针对此类病例，就可能需要进行手术来恢复牙龈边缘形态。

致谢

笔者对Patrik Priotto医师在数据统计学分析方面提供的支持表示感谢。

参考文献

[1] Afonso, M., de Oliveira Bello, V., Shibli, J. A. & Sposto, M. R. (2003) Cyclosporin Ainduced gingival overgrowth in renal transplant patients. Journal of Periodontology 74, 51–56.

[2] Darbar, U. R., Hopper, C., Speight, P. M. & Newman, H. N. (1996) Combined treatment approach to gingival overgrowth due to drug therapy. Journal of Clinical Periodontology 23, 941–944.

[3] Dongari, A., McDonnell, H. T. & Langlais, R. P. (1993) Drug-induced gingival overgrowth. Oral Surgery, Oral Medicine and Oral Pathology 76, 543–548.

[4] Echeverria, J. J., Manau, C. & Guerrero, A. (1996) Supportive care after active periodontal treatment. A review. Journal of Clinical Periodontology 23, 898–905.

[5] Ellis, J. S., Seymour, R. A., Thomason, J. H., Butler, T. H. & Idle, J. (1995) Periodontal factors affecting crevicular fluid sequestration of nifedipine in drug induced gingival overgrowth. Journal of Periodontal Research 30, 272–276.

[6] Friskopp, J. & Klintmalm, G. (1986) Gingival enlargement. A comparison between cyclosporin and azathioprine treated renal allograft recipients. Swedish Dental Journal 10, 85–92.

[7] Fu, E., Nieh, S. & Wikesjo, U. M. E. (1997) The effect of plaque retention on cyclosporininduced gingival overgrowth in rats. Journal of Periodontology 68, 92–98.

[8] Greenstein, G. (1992) Periodontal response to mechanical non-surgical therapy: a review. Journal of Periodontology 63, 118–130.

[9] Guggenheimer, J., Mayher, D. & Eghtesad, B. (2005) A survey of dental care protocols among US organ transplant centers. Clinical Transplantation 19, 15–18.

[10] Hassell, T. M. & Hefti, A. F. (1991) Druginduced gingival overgrowth: old problem, new problem. Critical Review of Oral Biology and Medicine 2, 103–107.

[11] Ilgenli, T., Atilla, G. & Baylas, H. (1999) Effectiveness of periodontal therapy in patients with drug-induced gingival overgrowth. Long-term results. Journal of Periodontology 70, 967–972.

[12] Inglés, E., Rossmann, J. A. & Caffesse, R. G. (1999) New clinical index for drug-induced gingival overgrowth. Quintessence International 30, 467–473.

[13] Kantarci, A., Cebeci, I., Tuncer,Ö., C, arin, M. & Firatli, E. (1999) Clinical effects of periodontal therapy on the severity of cyclosporin A-induced gingival hyperplasia. Journal of Periodontology 70, 587–593.

[14] King, G. N., Fullinfaw, R., Higgins, T. J., Walker, R. G., Francis, D. M. A. & Wiiesenfeld, D. (1993) Gingival hyperplasia in renal allograft recipients receiving cyclosporin-A and calcium antagonists. Journal of Clinical Periodontology 20, 286–293.

[15] Montebugnoli, L., Bernardi, F. & Magelli, C. (1996) Cyclosporin-A induced gingival overgrowth in heart transplant patients. A crosssectional study. Journal of Clinical Periodontology 23, 868–872.

[16] Montebugnoli, L., Servidio, D. & Bernardi, F. (2000) The roˆle of time in reducing gingival overgrowth in heart-transplanted patients following cyclosporin therapy. Journal of Clinical Periodontology 27, 611–614.

[17] Niimi, A., Tohnai, I., Kaneda, T., Takouchi, M. & Nagura, H. (1990) Immunoistochemical analysis of effects of cyclosporin A on gingival epithelium. Journal of Oral Pathology & Medicine 19, 397–403.

[18] Pernu, H. E., Pernu, L.M. H., Huttunen, K. R. H., Nieminen, P. A. & Knuuttila, M. L. E. (1992) Gingival overgrowth among renal transplant recipients to immunosuppressive medication and possible local background factors. Journal of Periodontology 63, 548–553.

[19] Pernu, H. E., Pernu, L. M. H. & Knuuttila, M. L. E. (1993) Effect of periodontal treatment on gingival overgrowth among cyclosporin Atreated renal transplant recipients. Journal of Periodontology 64, 1098–1100.

[20] Pilatti, G. L. & Sampaio, J. E. G. (1997) The influence of cyclosporin in the severity of cyclosporin A-induced gingival overgrowth. Journal of Periodontology 68, 900–904.

2010; 37: 625–630

钙离子通道拮抗剂与牙龈增生的相互关系

Association between calcium channel blockers and gingival hyperplasia

Kaur G, Verhamme KMC, Dieleman JP, Vanrolleghem A, van Soest EM,
Stricker BHCh, Sturkenboom MCJM

栾庆先 审　　王延峰 译

摘要

目的： 本文研究了钙离子通道拮抗剂剂量及种类对于牙龈增生风险的影响，并且量化了两者的相互关系。

材料与方法： 本研究基于荷兰综合基础健康信息计划，在一项队列研究中，所有患者均刚开始使用钙离子通道拮抗剂或者血管紧张素相关的药物。设计巢式病例对照试验：病例组为被确诊为牙龈增生的个体。对照组为年龄、性别和发病日期与病例组相匹配的个体。

结果： 在研究人群中，确定了103个牙龈增生的病例，同时有7677个对照与之匹配。较血管紧张素相关药物使用者，牙龈增生的风险在近期使用钙离子通道拮抗剂的患者中较高（修正比值比2.2，95%置信区间：1.4～3.4），尤其是使用二氢吡啶类药物（修正比值比2.1，95%置信区间：1.3～3.5）和硫氮䓬衍生物（修正比值比2.1，95%置信区间：1.3～3.5）。当患者使用超过每日推荐剂量时，牙龈增生的风险会增加（修正比值比3.0，95%置信区间：1.6～5.5），同样当近期药物使用的持续时间小于1个月时，风险也会增加（修正比值比5.2，95%置信区间：2.1～12.6）。

结论： 本研究显示近期使用钙离子通道拮抗剂的牙龈增生风险比使用血管紧张素相关药物的患者的2倍。这种关联具有剂量依赖性并且在二氢吡啶类药和硫氮䓬衍生物中较高。

关键词： 钙离子通道拮抗剂；牙龈增生

牙龈增生以结缔组织内细胞外基质尤其是胶原成分的增多为特点（Yamasaki et al. 1987）。它与系统性炎症、药物副作用和心血管疾病等多种因素相关（Beck & Offenbacher 2005）。当牙龈增大的同时，正常的口腔卫生维护会受到影响，并且会干扰咀嚼功能。逐渐发展，其可能引起疼痛并导致牙龈形态异常。

药物诱导的牙龈增生是一种不良的药物反应，主要与3类常用的处方药物相关，即钙离子通道拮抗剂（硝苯地平、地尔硫䓬和维拉帕米）（Seymour 1991；Miller & Damm 1992；Nishikawa et al. 1996；Ellis et al. 1999），抗癫痫药物（苯妥因类）（Perlik et al. 1995）和免疫抑制剂（环孢素）（McGaw et al. 1987）。药物诱导性的牙龈增生发生在开始使用药物的前3个月内，并且起初以牙间乳头增大为特点（Nishika-wa et al. 1996）。

在钙离子通道拮抗剂中，牙龈增生和硝苯地平主要相关。牙龈增生的患病率在硝苯地平使用者中约为30%～50%，而服药对照组中约为5%（Tavassoli et al. 1998；Miranda et al. 2001）。使用氨氯地平（Seymour et al. 1994；Bhatia et al. 2007）、维拉帕米（Seymour 1991）和地尔硫䓬（Bowman et al. 1988；Fattore et al. 1991）后出现牙龈增生的病例也有报道。

钙离子通道拮抗剂在临床上通常被用于治疗心血管疾病。利尿剂、β受体拮抗剂和血管紧张素相关药物也被用于治疗心血管疾病，但是这些药物目前还没有出现牙龈增生的报道（Torpet et al. 2004）。

虽然一些研究提出使用钙离子通道拮抗剂期间存在牙龈增生的风险，但通常是基于病例报告或者（Bowman et al. 1988；Seymour et al. 1994；Bhatia et al. 2007），或者一些现况研究（Meisel et al. 2005）。Ellis等（1999）进行了一项以社区为基础的队列研究比较了使用硝苯地平、氨氯地平或地尔硫䓬的患者和高血压的患者中的牙龈增生发病率。在这项研究中，使用硝苯地平患者牙龈增生的患病率最高。

目前，还没有比较钙离子通道拮抗剂和用于相同指征其他药物与牙龈增生关系的研究。除此之外，也没有关于钙离子通道拮抗剂种类和剂量对其影响的研究。为了阐明上述问题，我们在一组刚开始使用钙离子通道拮抗剂和/或使用血管紧张素相关药物队列人群中设计了一个巢式病例对照分析。

方法

背景

这项研究在荷兰综合基础健康信息（IPCI）数据库中进行。IPCI数据库是一个全科数据库，其中包括了来自约150位全科医师的电子病历记录（van der Lei et al. 1993）。数据库包含了约800000位患者的完整信息。在荷兰的健康保健体系中，每个人都拥有一位全科医师，他们是患者健康管理的"守门员"（Schrijvers 1997）。电子记录包含病例号、加密的患者基本信息、就诊全科医师的原因、症状及诊断，专科医师转诊函、出院函、实验室检查、住院信息以及药物处方（Lamberts et al. 1992；van der Lei et al. 1993）。药品处方的内容包括商品名、数量、效果、规定每日剂量、ATC编码和医师推荐使用的适应证（WHO 2010）。为了保证数据的完整性，IPCI项目的全科医师不允许使用纸质病历。

该系统符合欧盟关于医学研究数据的指南并且在药物流行病学研究中证明有效（Vlug et al. 1999）。

该研究已通过IPCI项目科学及伦理委员会的审核。研究人群均为18岁以上并且在IPCI系统中注册至少1年。研究从1996年1月1日开始，2006年9月30日结束。

研究队列

从研究人群中，我们选择了一队列刚开始使用钙离子通道拮抗剂（二氢砒啶类、苯烷胺类和硫氮䓬类）或者血管紧张素系统相关的药物（ACE抑制剂或血管紧张素Ⅱ受体拮抗剂）的患者。使用血管紧张素相关药物的患者为参考组，这些药物的适应证与钙离子通道拮抗剂类似，如高血压和缺血性心脏病，但是与牙龈增生无关。跟踪随访所有个体，直到发生以下任何一种情况：牙龈增生、死亡、从全科治疗中转出、数据收集或者研究结束。

病例的定义

病例被规定为随访期间发展为牙龈增生的患者。通过搜索筛选有关牙龈增生文字的电子化数据，包括"牙龈炎"、"牙龈增生"和"牙龈过度增大"，还有ICPC编号（D19和D20）。当患者有症状并且被牙医或者全科医师确认诊断后，被归类为牙龈增生。所有潜在病例的回顾均有两位接受过医学训练的人员盲法进行。发病日期被定义为出现牙龈增生症状的日期。

巢式病例对照研究

本研究在血管紧张素相关药物与钙离子通道拮抗剂的新使用者队列中进行巢式病例对照研究。对于每一位病例，我们都选择了与之性别、年龄（出生年）和发病日期（日历）相匹配的潜在对照组。匹配指的是病例和对照有相同的性别、同样的出生年，而且对照在病例组的发病日期被纳入。为了增加研究的效度，我们选择了尽可能多的对照数量。这意味着一个人可以充当多个病例的对照（依据频率取样方法重复取样），因此代表对照次数而不是人数。在发病日期，我们对病例和对照的暴露和风险因素进行评估。

药物暴露的定义

从处方数据库中我们根据开药的数量和剂量疗程计算了每个处方所开药可以使用的时间。对于病例和对照，我们分析了发病日期时钙离子通道拮抗剂和血管紧张素相关药物暴露的情况。在发病日期的药物暴露情况人为分为3类，命名为目前使用、过去使用和未使用。目前使用是指发病日期在服药期间或者发病前停药不超过30天。过去使用是指最后一次服药在停药前30天以上。如果患者没有钙离子通道拮抗剂的处方，那他们便未使用钙离子通道拮抗剂，血管紧张素相关药物同理。

对于目前使用钙离子通道拮抗剂的患者，我们还研究了每日剂量和治疗持续时间的效果。为了统一不同药物的使用剂量，每日剂量表示为等价的规定每日剂量（DDD）。DDD是有世界卫生组织规定的成人用以治疗主要适应证的推荐每日维持剂量（Vlug et al. 1999）。为了评价不同剂量的效果，目前使用的每日剂量被分为3类：<1DDD，1DDD，>1DDD。为了研究不同种类钙离子通道拮抗剂的效果，目前使用的钙离子通道拮抗剂分为3类，即二氢砒啶类（氨氯地平、非洛地平、伊拉地平、尼卡地平、硝苯地平、尼莫地平、尼索地平、尼群地平、拉西地平、尼伐地平、马尼地平、巴尼地平、乐卡地平、克林地平和贝尼地平），苯烷胺类（维拉帕米、戈洛帕米）和硫氮䓬类（地尔硫䓬）。

协变量

关于潜在干扰因素的信息，我们通过ICPC编码和文字检索可以从记录中进行筛选。作为潜在协变量，除了心血管风险因素（高血压、心绞痛、充血性心力衰竭、高胆固醇血症和卒中）外，我们还考虑了其他已知与牙龈增生相关的因素（怀孕、糖尿病与吸烟）。为了研究高血压严重程度的影响，我们记录了发病日期当年患者的最高血压。

我们评价了患者目前使用（发病日期或在发病日期前30天）的与牙龈增生相关的药物（免疫抑制剂、抗癫痫药和避孕药）或者与牙龈增生潜在状态相关的药物（如服用心血管药物提示患者可能存在心血管疾病）。

为了研究适应证是否存在干扰，我们在仅仅因为高血压接受钙离子拮抗剂或者血管紧张素相关药物的患者中重复试验（Kimmel & Storm 2006）。当治疗的适应证是研究结果的风险因素时，适应证会引起干扰。如果使用钙离子通道拮抗剂的适应证，也就是心血管疾病，是牙龈增生的风险因素，这可能会增加牙龈增生和钙离子通道拮抗剂之间的相关性。

数据分析

我们运用传统的回归分析的方法研究了修正及未修正的比值比和

表1　病例组和对照组中患者特点，系统性疾病及相关药物的使用情况

	病例组 n=103（%）	对照组 n=7677（%）	*配对比值比	95% 置信区间
平均年龄（SD）	60.9（15.2）	63.0（10.6）	NA	NA
男性比	43（41.7）	3315（43.2）	NA	NA
共病				
糖尿病	24（23.3）	1530（19.9）	1.5	0.9～2.4
高血压	61（51.2）	4460（58.1）	1.0	0.7～1.6
短暂性脑缺血	4（3.9）	252（3.3）	1.3	0.5～3.7
心力衰竭	10（9.7）	415（5.4）	1.9	0.9～4.0
卒中	2（1.9）	210（2.7）	0.8	0.8～3.1
心绞痛	14（13.6）	929（12.1）	1.3	0.7～2.4
心肌梗死	10（9.7）	382（5.0）	2.3	1.1～4.5
血脂异常	25（24.3）	2375（30.9）	0.9	0.6～1.5
吸烟	27（26.2）	1303（17.0）	2.3	1.4～3.8
怀孕	0（0）	4（0.1）	NA	NA
相关药物使用情况				
抗癫痫药	3（2.9）	110（1.4）	2.6	0.8～8.4
抗凝药	10（9.7）	497（6.2）	0.4	0.3～1.2
免疫抑制剂	0	27（0.4）	NA	NA
β受体拮抗剂	24（23.3）	2422（31.5）	0.7	0.5～1.2
利尿剂	30（29.1）	1593（20.8）	1.8	1.3～2.7
口服避孕药	1（1）	27（0.4）	1.6	0.2～11.9

*年龄、性别及发病日期相匹配

CI，置信区间；OR，比值比；NA，无可评价性

95%置信区间。为了评价哪种因素为干扰因子，我们一一将危险因素纳入模型。所有协变量都与结果单一关联（P<0.05），并且在任一暴露分类里改变比值比>10%的协变量都将被纳入最终模型（Greenland 1989）。作为一个灵敏度分析，我们重复分析了所有牙龈增生的已知风险因素和最终模型中的混杂因子。所有数据分析都运用SPSS12进行（SPSS Inc.）。

结果

20636位在研究期间开始服用钙离子通道拮抗剂或血管紧张素相关药物的人中，我们确认了103位牙龈增生的患者。我们为这些病例匹配了7677个对照。为了增加研究的效度，病例也许会有高达70个对照。病例的平均年龄为60.9岁（SD 15.2），而且大部分为女性（58.3%）。病例组和对照组的特点列在表1中。吸烟、服用利尿剂和心肌梗死作为牙龈增生的相关因素进行单一变量分析。虽然数据没有显著性差异，但是牙龈增生和服用抗癫痫药具有一定相关性。

为了调查钙离子通道拮抗剂和/或血管紧张素相关药物与牙龈增生的相关性，我们首先评价不同用药时段与牙龈增生的相关性（表2）。由于正在使用钙离子通道拮抗剂发生牙龈增生的风险与服用血管紧张素相关药物不同时段比较是相对恒定的，血管紧张素相关药物服用者被进一步分类比较。

目前使用钙离子通道拮抗剂（与不使用钙离子通道拮抗剂相比，忽视使用血管紧张素相关药物的影响），牙龈增生的风险翻倍（修正比值比2.2，95%置信区间：1.4～3.4）。过去使用钙离子通道拮抗剂与牙龈增生

没有观察到明显的联系。

当研究不同种类的钙离子通道拮抗剂时，我们观察到使用二氢吡啶类和硫氮䓬类药物具有较高牙龈增生的风险，修正比值为2.1（95%置信区间：1.3～3.5）和2.9（95%置信区间：1.3～6.5）（表3）。更进一步，我们观察到主要是目前使用硝苯地平（修正比值比2.9，95%置信区间：1.6～5.5）和地尔硫䓬（修正比值比2.9，95%置信区间：1.3～6.5）者与牙龈增生相关，相较于不使用钙离子通道拮抗剂但任何时间使用血管紧张素相关药物者（表3）。目前使用非洛地平也与牙龈增生相关，但是由于数目过少缺少数据显著性。最终，我们研究了治疗持续时间和目前使用钙离子通道拮抗剂剂量的影响。在目前使用钙离子通道拮抗的患者中，我们发现患牙龈增生的风险显著与剂量有关（表4）。目前每日使用剂量小于1DDD的与牙龈增生的风险增加无关，然而当剂量为1DDD时风险翻倍（修正比值比2.2，95%置信区间：1.3～3.7）而且当剂量大于1DDD时风险为3倍（修正比值比3.0，95%置信区间：1.6～5.5）。长期使用钙离子通道拮抗剂与牙龈增生风险的增加无关，但是目前使用1～6个月以及短期使用（<1个月）与之相关（表4）。

为了进一步研究适应证的干扰，我们对仅仅运用钙离子通道拮抗剂和血管紧张素相关药物治疗高血压的患者（全体患者的50.2%）和其用来治疗其他适应证的患者进行了分层分析（Kimmel & Storm 2006）。这些数据和我们开始得出的数据相似（数据未展示）。除此之外，我们调整了模型中的高血压程度，得出其对牙龈增生无干扰作用（数据未展示）。

我们进行了一项灵敏度试验，在其中所有已知的牙龈增生的因素和干扰因子都被纳入了最终的模型，分析取得了相似的结果（数据未展示）。

表2　钙离子通道拮抗剂与血管紧张素相关药物使用者牙龈增生的风险

RAS	CCB	病例组 $n=103$（%）	对照组 $n=7677$（%）	配对比值比[*]（95%置信区间）	修正比值比[†]（95%置信区间）
目前	未使用	33（32.0）	2704（35.2）	参照组	参照组
	过去	1（1.0）	227（3.0）	NA	NA
	目前	8（7.8）	372（4.8）	2.0（0.9~4.4）	2.0（0.9~4.3）
过去	未使用	18（17.5）	1861（24.2）	0.8（0.4~1.5）	0.8（0.4~1.5）
	过去	5（4.9）	379（4.9）	1.3（0.5~3.3）	1.3（0.5~3.3）
	目前	10（9.7）	372（4.8）	2.7（1.3~5.7）	2.7（1.3~5.5）
未使用	过去	8（7.8）	840（10.9）	0.7（0.3~1.6）	0.7（0.3~1.6）
	目前	20（19.4）	922（12.0）	1.9（1.1~3.4）	1.8（1.0~3.2）

[*]性别、年龄和发病日期相匹配
[†]对吸烟进行修正
CI，置信区间；OR，比值比；CCB，钙离子通道拮抗剂；RAS，血管紧张素相关药物；NA，无可评价性

表3　钙离子通道拮抗剂种类与牙龈增生的关系

	病例组 $n=103$（%）	对照组 $n=7677$（%）	配对比值比[*]（95%置信区间）	修正比值比[†]（95%置信区间）
未使用CCBs	51（49.5）	4665（59.5）	参照组	参照组
目前使用				
二氢吡啶类	26（25.2）	1228（16.0）	2.2（1.4~3.6）	2.1（1.3~3.5）
氨氯地平	12（11.7）	694（9.0）	1.9（0.99~3.5）	1.8（0.9~3.4）
硝苯地平	13（12.6）	435（5.7）	3.0（1.6~5.7）	2.9（1.6~5.5）
非洛地平	1（1.0）	30（0.4）	2.8（0.4~21.1）	2.8（0.4~21.3）
其他	0（0）	69（0.9）	NA	NA
苯烷胺类				
维拉帕米	4（3.9）	193（2.5）	1.6（0.6~4.6）	1.6（0.6~4.5）
硫氮䓬类				
地尔硫䓬	8（7.8）	244（3.2）	3.1（1.4~6.7）	2.9（1.3~6.5）
其他CCBs	0	1（0.0）	NA	NA
过去使用CCB	14（13.6）	1446（18.8）	0.9（0.5~1.6）	0.8（0.5~1.6）

对照组：未使用钙离子通道拮抗剂但任何时间使用血管紧张素相关药物
[*]年龄、性别和发病日期相匹配
[†]对吸烟进行修正
CI，置信区间；OR，比值比；CCB，钙离子通道拮抗剂；RAS，血管紧张素相关药物

讨论

　　基于人群的巢式病例对照研究显示目前使用钙离子拮抗剂与使用血管紧张素相关药物相比有更高的患牙龈增生的风险。这个影响是剂量依赖性的，而且在停药后会减小。当研究不同种类的钙离子通道拮抗剂时，我们发现牙龈增生的风险主要在目前使用二氢吡啶和硫氮䓬类药物时增加。

　　除此之外，我们还证明了已知的牙龈增生的相关风险因素，如吸烟与使用抗癫痫药（由于数量太少无数据显著性）。

　　牙龈增生是一项已知的钙离子通道拮抗剂的副作用（Seymour 1991；Ellis et al. 1999）。其3个分类都与牙龈增生相关，但主要是二氢吡啶类钙离子拮抗剂。硝苯地平使用者发生牙龈增生的概率为6.3%~83%（Barak et al. 1987；Tagawa et al. 1990；Akimoto et al. 1991；Fattore et al. 1991；Burkes et al. 1992；Ellis et al. 1999）。患病率的大范围变化主要与研究人群的不同、使用剂量、口腔卫生控制和病例确认的标准不同有关。很少有数据关于地尔硫䓬和牙龈增生的关联性（Bowman et al. 1988；Fattore et al. 1991；Seymour 1991）。与Seymour（1991）的研究不同，我们没有观察

表4　钙离子通道拮抗剂的使用情况与牙龈增生的风险

	病例组 n=103（%）	对照组 n=7677（%）	配对比值比[*] （95%置信区间）	修正比值比[†] （95%置信区间）
未使用CCBs	52（50.5）	4565（59.5）	参照组	参照组
目前使用CCBs剂量	37（35.9）	1666（21.7）	2.2（1.4~3.3）	2.1（1.4~3.2）
<1DDD	5（4.9）	336（4.4）	1.3（0.5~3.3）	1.2（0.5~3.1）
1DDD	18（17.5）	865（11.3）	2.1（1.2~3.6）	2.0（1.2~3.5）
>1DDD持续时间（目前）	14（13.6）	465（6.1）	3.0（1.6~5.4）	2.9（1.6~5.3）
<1个月	6（5.8）	96（1.3）	5.5（2.3~13.2）	5.2（2.1~12.6）
1~6个月	17（16.5）	435（5.7）	3.3（1.9~5.8）	3.2（1.8~5.7）
≥6个月	15（14.6）	1135（14.8）	1.4（0.8~2.5）	1.3（0.7~2.4）
过去使用CCB	14（13.6）	1446（18.8）	0.9（0.5~1.6）	0.8（0.5~1.5）

对照组：未使用钙离子通道拮抗剂但任何时间使用血管紧张素相关药物

[*]年龄、性别和发病时间相匹配

[†]对吸烟进行修正

n，数量；CI，置信区间；CCB，钙离子通道拮抗剂；OR，比值比；DDD，规定每日剂量；RAS，血管紧张素相关药物

到目前使用氨氯地平和维拉帕米与牙龈增生的相关性。由于荷兰很少使用伊拉地平，我们不能证实 Westbrook 等（1997）的研究对伊拉地平和牙龈增生之间相关的发现。

药物诱导性牙龈增生经常开始出现在钙离子通道拮抗剂疗程的第1个月（Tam & Wandres 1992），而且大部分的改变发生在疗程的前9个月（Tagawa et al. 1990）。在我们的研究中，我们发现牙龈增生的风险主要存在于目前使用钙离子通道拮抗剂小于1个月时。而且，增生的风险与剂量相关。Barak等（1987）也报道了使用较高剂量硝苯地平时，牙龈增生的风险会增加。相反，其他研究显示牙龈增生与药物剂量和治疗时间无关（Akimoto et al. 1991；James & Linden 1992；Tam & Wandres 1992）。

使用钙离子通道拮抗剂使得牙龈增生的风险增加的具体机制并没有被完全阐明。一些病生理学机制对此曾有提示。因为牙龈增生是一个钙离子依赖的过程，而钙离子通道拮抗剂影响钙离子的细胞内流。所以钙离子通道拮抗剂增加牙龈增生的风险似乎有理可据（Barak et al. 1987；Akimoto et al. 1991；Seymour 1991；Harel-Raviv

et al. 1995）。钙离子通道拮抗剂抑制了细胞间的钙离子摄取而且这种抑制可能影响了牙龈成纤维细胞的分泌功能或者胶原的产生（Seymour 1991）。这可能会生成一种过度活化的牙龈成纤维细胞。

对于所有观察性数据，当解读这些数据时需要保持谨慎，因为如偏移和干扰因子等因素会影响我们的结果。我们考虑到了选择性偏移，但是相信其不太可能发生，因为病例组和对照组基于相同的人群，而且对照组性别、年龄和发病日期都匹配，并且随机从来源人群中抽取。牙龈增生的漏诊是可能的，因为疾病的评价是全科医师记录而不是牙医记录。同时，牙龈增生的确诊是由病历资料确定的而不是像Ellis等（1999）的研究一样由研究者的牙周检查确认。使用这种方法，我们仅仅可以挑选出有症状的牙龈增生患者，而遗漏掉轻到中度无症状的牙龈增生患者。然而，我们相信这种漏诊是不显著的，因为病历资料的回顾是由两位对服药情况盲法的医师完成的。如果确实这种漏诊的影响是不显著的，这意味着我们低估了使用钙离子通道拮抗剂对于牙龈增生的风险。由于我们的用药评估是根据

处方，而不是配药或者患者的口述，所以我们可能错误分类了一些使用钙离子通道拮抗剂的开始时间。这里同样，我们相信对于使用时间的错误分类也是不显著的，这意味我们低估了风险。

为了控制适应证的干扰。我们的试验是关于刚开始使用钙离子通道拮抗剂或血管紧张素相关药物的病例（Kimmel & Storm 2006）。除此之外，我们还进行了只有高血压患者的分层分析，得到了相似的结果。

吸烟在我们的研究中是一个很重要的协同因素。从文献中，我们知道吸烟是心血管疾病很重要的危险因素，而且许多研究提示吸烟与牙周疾病相关（Calsina et al. 2002）。

结论

这项关于刚开始使用钙离子通道拮抗剂或者血管紧张素相关药物患者的病例对照分析显示目前使用钙离子通道拮抗剂与牙龈增生风险的增高相关。因为钙离子通道拮抗剂在人群中的使用率相对较高，尤其是患有心血管疾病的人群中，所以医学专业人员意识到这种关联是很重要的。

接受硝苯地平和地尔硫䓬治疗的患者在对因牙周治疗后牙龈和牙周情况的评估[*]

Evaluation of gingival and periodontal conditions following causal periodontal treatment in patients treated with nifedipine and diltiazem[*]

BuHon P. Machuca G. Martinez-SahuquiUo A. Rios JV. Velasco E. Rojas J. LacaJle JR　　　　章锦才 审　　董潇潇 译

目前已明确苯妥英、环孢素以及一些钙离子通道拮抗剂会导致牙龈增生，但是这一情况将对于对因牙周治疗产生何种反应，目前仍是未知。为寻求答案，研究人员进行了一项纵向研究，为期1年，将1组服用硝苯地平的患者（NG，$n=18$）和另1组服用地尔硫䓬的患者（DG，$n=13$）与另外2组患者进行了比较：一组有心脏病但不服用钙离子通道拮抗剂的患者（CG，$n=12$），另一组患者全身情况健康但患有中度牙周炎（HG，$n=12$）。在初诊时，他们都接受了检查和口腔卫生指导，之后接受对因牙周治疗，第4个月和第8个月再次复诊并进行口腔卫生指导的强化。第12个月最后一次就诊时再次接受检查。初诊时，NG组和DG组的牙龈体积大于HG组和CG组，具有统计学显著差异；在最后一次就诊时，这些差异只停留在邻面水平。初诊时，存在牙龈增生的患者数量（将HG组的平均值作为最小值）在CG组（92%）、DG组（100%）和NG组（89%）要高得多；最后一次复诊时，只在DG组（85%）和NG（83%）组依然存在差异。HG组和CG组的探诊深度的降低幅度比DG组和NG组大得多，主要是由于HG组和CG组临床附着水平增量较大。HG组39.8%的位点、CG组54.5%的位点、DG组23.7%的位点以及NG组28.7%的位点牙周袋探诊深度改善超过2mm。HG组46.2%的位点、CG组55.5%的位点、DG组22.8%的位点以及NG组21.4%的位点附着增量超过2mm。初诊时，所有组的菌斑量和探诊出血都很近似，研究期间均不断下降，特别是HG组和CG组在初诊和第二次复诊之间的阶段下降尤为明显。我们的研究显示，服用硝苯地平和地尔硫䓬的患者牙龈体积大于健康组和心脏病组，他们对于对因牙周治疗的反应不如健康组和心脏病组。

3种不同手术方法治疗药物性牙龈增生的疗效观察

The efficacy of three different surgical techniques in the management of drug-induced gingival overgrowth

Mavrogiannis M, Ellis JS, Seymour RA, Thomason JM　　　　章锦才 审　　董潇潇 译

目的： 本项研究的目的是评估3种不同手术方法治疗药物性牙龈增生（DIGO）的疗效和对DIGO复发率的影响。

材料与方法： 两组需要手术治疗DIGO的患者参与了此项研究。在基线牙周测量后（菌斑指数、牙龈炎症和探诊牙周袋深度），这些患者接受了手术治疗。本项研究为口内对照交叉设计，将传统牙龈切除术和翻瓣手术（$n=27$）以及传统牙龈切除术和激光切除术（$n=23$）进行了比较。主要的疗效变量是DIGO手术后的复发概率。

结果： 6个月时，接受激光切除术的患者的复发显著少于接受传统牙龈切除术的患者（$P=0.05$）。DIGO复发率的差异也体现在几个牙周参数的变化上。在复发率方面，翻瓣手术并不比传统牙龈切除术更具优势。

结论： 各种手术方法均能治疗DIGO。激光切除术后的复发率更低。

各种药物对接受多种药物治疗的成年和少年肾移植患者牙龈增生的分别影响

Contribution of individual drugs to gingival overgrowth in adult and juvenile renal transplant patients treated with multiple therapy

Wilson RF, Morel A, Smith D, Koffman CG, Ogg CS, Rigden SPA, Ashley FP　　　　　章锦才　审　董潇潇　译

移植治疗的用药策略通常包括了多种治疗药物，并且可能导致药物性牙龈增生（DIGO）。本项研究的目的是为了调查各种药物对肾移植患者的分别影响。研究对147位成人患者（19~84岁）以及60位少年患者（3~18岁）的DIGO和其他临床变量进行了评分。研究记录了治疗的持续时间，每千克体重的药物剂量以及血清环孢素水平。44%的成年患者和27%的少年患者存在DIGO。所有的患者均接受泼尼松龙治疗。接受环孢素治疗的成年患者多于少年患者，硫唑嘌呤的使用情况则正相反（$P<0.01$）。研究人员采用逐步有序多项式logistic回归分析评估解释模型。成年患者的泼尼松龙、硝苯地平和硫唑嘌呤浓度和少年患者的环孢素、硝苯地平和硫唑嘌呤的浓度解释了DIGO的统计学显著性（$P<0.05$）。泼尼松龙、硫唑嘌呤与DIGO程度呈负相关。在最终模型中，菌斑和牙龈不规则性评分、唇覆盖和口呼吸状态代替了硝苯地平和硫唑嘌呤提供了额外的显著性解释。在少年患者中，牙龈不规则性也具有解释性，但没有其他临床变量如此。在少年患者中，现有变量解释的DIGO变化的部分较成年患者更多（少年患者pseudo $r^2=0.50$；成年患者pseudo $r^2=0.25$）。肾移植患者DIGO的程度受到多种药物治疗时很多个体药物剂量的影响，而与局部临床因素的存在无关。

接受地尔硫䓬或维拉帕米治疗患者的牙龈增生患病率和风险

Prevalence and risk of gingival overgrowth in patients treated with diltiazem or verapamil

Miranda J, Brunet L, Roset P, Berini L, FarréM, Mendieta C　　　　　章锦才　审　董潇潇　译

目的：本项研究的目的是确定接受地尔硫䓬或维拉帕米治疗的患者牙龈增生的患病率和风险因素。

材料与方法：研究人员进行了一项横断面研究，数据来源于46位实际服用地尔硫䓬或维拉帕米的患者，将其与49位从未服用过任何一此类药物的对照组心脏病患者进行比较。所有患者均以两个不同指标进行了牙龈增生存在情况的检查，即垂直面牙龈增生（GO）指数和牙间区域水平-Miranda & Brunet（MB）指数。研究人员还评估了牙龈指数、菌斑指数以及探诊深度。

结果：研究总共涵盖95位患者：32位患者接受了地尔硫䓬治疗，14位患者接受了维拉帕米治疗，49位心脏病患者则作为对照组。接受地尔硫䓬治疗的患者中31%（GO指数）和50%（MB指数）存在牙龈增生。接受维拉帕米治疗的患者组中21%（GO指数）和36%（MB指数）的患者存在牙龈增生。对于两个指标，接受地尔硫䓬和维拉帕米治疗的患者牙龈增生的患病率都高于对照组。接受地尔硫䓬治疗的患者组与对照组之间的差异具有统计学显著意义（GO指数$P=0.022$，MB指数$P=0.001$），而维拉帕米治疗组与对照组之间的差异则不具有统计学显著意义。与地尔硫䓬治疗相关的牙龈增生风险（OR比值比）对于GO指数为4.0（1.2~13.1），对于MB指数为6.0（2.1~17.3）。当调整牙龈指数（GI）值后，牙龈增生风险对于GO指数为3.5（1.0~12.4），对于MB指数为6.2（1.9~20.0）。在维拉帕米治疗组，OR值并不具有显著意义。所有3组的GO和MB指数间的一致性水平k值为0.72（$P<0.001$）。

结论：服用地尔硫䓬的患者产生牙龈增生的风险高。而对于牙龈增生风险，牙龈炎起到的作用强于药物治疗的作用。

硝苯地平引起牙龈增生的发生率和严重程度

The incidence and severity of nifedipine-induced gingival overgrowth

Barclay S, Thomason JM, Idle JR and Seymour RA　　　　　栾庆先 审　李雪 译

患有心血管疾病的牙龈健康的19位患者，使用硝苯地平治疗，与相似队列使用阿替洛尔治疗组（*n*=9）相比较，同时健康者（*n*=19）作为空白对照组。硝苯地平和阿替洛尔用药组各自使用药物至少6个月。3组的菌斑指数类似。然而，服用硝苯地平组牙龈指数（*P*<0.005）、牙龈增生程度（*P*<0.02）、探诊>3mm的位点（*P*<0.005）均明显高于服用阿替洛尔组和空白对照组。硝苯地平治疗组中有4位患者有严重的牙龈增生，需要手术切除。硝苯地平治疗组患者牙龈的改变与药物剂量或者菌斑指数无关。可以得出结论，硝苯地平治疗能够引起牙龈的显著改变，可能由于药物对钙离子转运的影响引起。

评估环孢素A引起牙龈增生的住院患者中HLA决定簇的分布频率

Evaluation of the frequency of HLA determinants in patients with gingival overgrowth induced by cyclosporine-A

Ceheci I, Kamarci A, Firatli E, Aygun S, Tanyeri H, Aydin AE, Çarin M. Güç U, Tuncer Ö　　栾庆先 审　李雪 译

本研究的目的是探索肾脏移植患者使用的免疫抑制剂环孢素A（CsA）对罹患牙龈增生的免疫遗传易感性，以及联合使用钙离子通道拮抗剂对这类牙龈增生严重程度的放大作用。52例肾脏移植受者被纳入研究，初始分组如下：组1：单独使用CsA（*n*=7）；组2：CsA+维拉帕米（*n*=26）；组3：CsA+地尔硫䓬（*n*=6）；组4：CsA+硝苯地平（*n*=13）。4组肾脏移植受者的年龄、性别、菌斑指数、牙龈指数、牙石指数、牙周探诊深度，血清CsA水平以及CsA治疗时间无统计学差异（*P*>0.05）。钙离子通道抑制剂对牙龈增生（GO）没有产生放大作用（*P*>0.05）。全组（*n*=52）评估临床指标、药理学变量和牙龈增生程度（GO）之间的相关性。牙龈指数（rs=0.60）和牙周探诊深度（rs=0.71）与牙龈增生程度（GO）呈中度相关。根据牙龈增生的严重程度将这些患者重新分组为反应组（*n*=26）和非反应组（*n*=26）。反应组和非反应组的年龄、性别、牙石指数、血清CsA水平和CsA治疗时间无明显差异。而菌斑指数、牙龈指数、牙周探诊深度和牙龈增生程度在反应组比非反应组更高（*P*<0.05）。分析反应组和非反应组的HLA分布，并与空白对照组（*n*=3731）进行比较，发现非反应组HLA-DR1呈现明显的阳性（*P*<0.001）。这些数据揭示免疫遗传易感性可能参与了药物性牙龈增生的发病机制，而HLA-DR1可能是避免CsA引起牙龈增生的保护因素。

影响器官移植患者牙龈增生程度的危险因素评估HLA表型的作用

Determinants of gingival overgrowth severity in organ transplant patients An examination of the role of HLA phenotype

Thomason JM. Seymour R.4. Ellis JS. Kelly PJ. Parry G. Dark J. Wilkin.son R, Ilde JR　　　栾庆先 审　李雪 译

　　在一组172位移植患者队列中评价HLA表现型作为药物性牙龈增生危险因素的作用。其中72位移植受体（42%）有严重的牙龈增生需要通过手术进行修正。通过建立逐步回归模型，6个临床指标被认为是造成牙龈增生严重程度的危险因素。包括：年龄、性别、肌酐的血清水平、药物治疗时间、龈乳头出血指数以及联合使用钙离子通道拮抗剂。当控制其他临床危险因素后，3种HLA等位基因（HLA-DR2、A24、B37）被确认为危险因素。然而，HLA变量的P值被修正以补偿多个显著差异检验时，只有HLA-B37在5%保持统计学意义。器官移植患者存在牙龈增生的危险，单独使用环孢素的患者中有25%需要做牙龈切除术；但是如果联合使用钙离子通道拮抗剂，会有2倍（50%）的患者需要做牙龈切除术。目前的研究提示牙龈增生的程度可能与HLA-B37的基因型显著相关。

移植前牙龈增生可预测环孢素引起肾移植患者牙龈严重增生

Pre-transplant gingival hyperplasia predicts severe cyclosporin-induced gingival overgrowth in renal transplant patients

Varga E. Lennon MA, Mair LH　　　栾庆先 审　李雪 译

　　开展一项移植前牙周状态与移植后牙龈增生发展关系的纵向研究。移植等待名单上的35位患者在移植前接受2次牙周检查；移植后4~6、10~12、16和20周再接受牙周检查。每次检查记录菌斑指数、出血指数和牙周袋指数（CPITN）。通过取印膜记录移植前后的牙龈状态，使用石膏模型评价牙龈增生指数（GOI）。患者按严重程度分为3组：重度（$n=13$）、中度（$n=16$）以及无移植后牙龈增生组（$n=6$）。在本研究中只有1例患者被纳入研究之前服用了环孢素。所有出现牙龈过度增生的患者在移植前都有牙龈增生的迹象。3组之间血清环孢素的水平没有明显差异（$X^2 < 2.28$，$P > 0.319$）。另外，3组之间任何牙周指数也都没有统计学差异。本研究表明，环孢素能够增强某些个体牙龈炎症性的增生反应，导致移植后重度的牙龈增生。在另外一些个体，相同的反应导致牙龈纤维化增生，并且临床可见轻度的牙龈增生。

药物性牙龈增生：一项对法国药物警戒数据库的研究

Drug-induced gingival overgrowth: a study in the French Pharmacovigilance Database

Bondon-Guitton E, Bagheri H, Montastruc J-L　　　　　　　　　章锦才 审　　万鹏 译

背景：众所周知，苯妥英、环孢素或钙离子通道拮抗剂可引起牙龈增生这种药物不良反应（ARD），但其他药物可能也与其相关。

目的：本文回顾了关于法国患者自发报告的药物性牙龈增生（DIGO）。

材料与方法：我们选择了1984—2010年间在法国药物警戒数据库登记的DIGO病例。

结果：我们发现147位DIGO病例（占总病例人数的0.04%）中的大部分（86.4%）药物不良反应为"不严重"。患者多为男性（58.5%），年龄在40岁至69岁之间（58.5%）。在47.5%的患者，病情进展令人满意。最常见的"疑似"药物为钙离子通道拮抗剂（30.6%），其次是免疫抑制剂（15.2%）和抗惊厥药（10.1%）。而DIGO也见于一些"非标志性"药物（霉酚酸酯、丙戊酸、克拉霉素、炔雌醇、左炔诺孕酮、去氧孕烯等）的ADR。对于免疫抑制剂或钙离子通道拮抗剂有2个发作高峰（0～3个月和>12个月），而对于抗惊厥药则只有一个（>12个月）。

结论：牙龈增生通常是一种"不严重"的ADR，但只有50%患者的病情进展令人满意。一般认为DIGO是钙离子通道拮抗剂、环孢素和苯妥英的"标志性"ADR，但也可见于其他免疫抑制剂或抗惊厥药、抗生素、口服避孕药等。

肾移植术后服用环孢素A的患者的IL-1A基因多态性与牙龈增生的关系

Relationship between IL-1A polymorphisms and gingival overgrowth in renal transplant recipients receiving Cyclosporin A

Bostanci N, Ilgenli T, Pirhan DC, Clarke FM, Marcenes W, Atilla G, Hughes FJ, McKay IJ　　　　　　章锦才 审　　万鹏 译

目的：牙周发生炎症时，白介素-1（IL-1α）水平会升高。白细胞介素IL-1A基因多态性与炎症性疾病有关系。本研究旨在探究肾移植术后服用环孢素A的患者的IL-1A基因多态性及其与龈沟液（GCF）中一些细胞因子水平之间的关联。

材料与方法：51位肾移植术后服用环孢素A的患者（25例有牙龈增生，26例无牙龈增生），及29例健康对照组。记录人口统计学、药理学和牙周参数并评估牙龈增生的情况。

结果：多元回归分析表明，基因型与牙龈增生有显著的相关性（P=0.02）。携带IL-1A（−889）T等位基因具有强烈的保护性（95%的置信区间：0.046～0.77），虽然并不与GCF中IL-1α蛋白水平有显著的相关性。在CsA治疗患者的龈沟液中可以检测到IL-1α、IL-1β和IL-8，但无IL-6；但这些细胞因子与牙龈增生却没有显著性的关联。

结论：本研究首次将基因多态性作为肾移植患者服用CsA引起牙龈增生的风险因素，这表明IL-1A基因多态性可能会改变个体对CsA的易感性。然而，结果发现龈沟液中细胞因子水平与牙龈增生患者的IL-1A基因型之间并没有关联。

叶酸对苯妥英性牙龈增生的作用

Effect of folate on phenytoin hyperplasia

Drew HJ. Vogel RI. Mohfsky W. Baker H and Frank O　　　　　　　　章锦才　审　　万鹏　译

　　有些研究报道叶酸会抑制苯妥英引起的牙龈增生。本双盲临床研究的目的是验证在男性英性牙龈增生患者中全身或局部应用叶酸的临床效果。在本试验的6个月中，对一组患者进行每天2次的局部应用叶酸溶液。另外一组每天口服2次叶酸，而对照组则口服安慰剂。结果表明在180天的试验期间，局部应用叶酸组较全身应用叶酸及安慰剂组可以更明显长久地抑制牙龈增生。

器官移植后应用免疫抑制剂他克莫司的患者牙龈增生的患病率

Prevalence of gingival overgrowth in transplant patients immunosuppressed with tacrolimus

Ellis JS, Seymour RA, Taylor JJ, Thomason JM　　　　　　　　章锦才　审　　万鹏　译

　　目的： 本研究旨在比较接受器官移植的成人在分别服用免疫抑制他克莫司和环孢素后，牙龈增生的患病率和严重程度，以及检测影响牙龈增生进展的多种风险因素。

　　材料与方法： 40名服用他克莫司与197名环孢素的患者进行比较。记录所有患者的人口统计学、药理学和牙周数据。采用独立样本t检验、卡方检验或Mann-Whitney检验进行组间比较。采用前后向逐步回归分析检验风险变量对牙龈增生严重程度的影响。

　　结果： 与服用环孢素的患者（22.4%）相比，服用他克莫司的患者明显具有较低的平均牙龈增生指数（14.1%）。他克莫司组中15%的患者与环孢素组中30%的患者临床可见明显的牙龈增生（$P=0.053$）。

　　结论： 成人器官移植的患者服用他克莫司与环孢素相比，服用他克莫司后牙龈增生的患病率和严重程度都较轻。与钙离子通道拮抗剂联合用药及之前有环孢素服药史是牙龈增生的患病率及严重程度的重要风险因素。如果患者将免疫抑制剂从环孢素换为他克莫司，仍可能因为同时有需要服用钙离子通道拮抗剂的治疗而持续呈现牙龈增生。